JAAP HUIBERS

KRÄUTER BEI STRESS UND NERVOSITÄT

Heilkräuter, Homöopathie
und unsere tägliche Nahrung
als Therapie bei Streß,
Spannungszuständen und
Überanstrengung sowie bei
Angstgefühlen und
nervös bedingten Beschwerden

Mit Illustrationen
von Gerry Daamen

AURUM VERLAG
FREIBURG IM BREISGAU

Der Titel der bei Uitgeverij Ankh-Hermes bv, Deventer,
erschienenen holländischen Originalausgabe lautet:
KALM DOOR KRUIDEN.
Die deutsche Übersetzung besorgte ruth-elisabeth.

1. Auflage 1977
2. Auflage 1979
ISBN 3 591 08048 9

Gesamtherstellung:
Landsberger Verlagsanstalt Martin Neumeyer.
Printed in Germany.

Inhalt

Einleitung

Wer von uns kennt nicht die eine oder andere Form nervöser Spannung aus eigener Erfahrung? Und gegenwärtig sind viele Menschen davon betroffen. Es muß doch irgend etwas im Getriebe des menschlichen Körpers geben, was uns gelegentlich „durchdrehen" läßt. Und man hat den Eindruck, daß dies heutzutage viel häufiger geschieht, als es früher der Fall war.

Einerseits ist das recht merkwürdig, da aus Überlieferungen an sich hervorgeht, daß es ehemals häufig Zustände oder Situationen gab, die man wahrhaftig nicht als „rosig" bezeichnen kann. Andererseits jedoch gibt es einen beachtlichen Unterschied zwischen der damaligen und der heutigen Lebensweise. Dieser Unterschied läßt sich umreißen mit dem Begriff *unnatürliche Spannungen.* Zeitmangel, Umtrieb, Rastlosigkeit und die ewige Hetze des täglichen Lebens sind die Hauptursachen nervöser Beschwerden.

Das Leben in der heutigen Gesellschaft ist derart kompliziert geworden, daß es für viele nicht mehr durchschaubar ist. Sie sehen sich als Werkzeug, als ein Rädchen in der großen Maschinerie, die die Gesellschaft in Schwung halten muß. Über Sinn und Zweck des Getanen nachzudenken, erübrigt sich. Tut man es unwillkürlich doch, so führt das bei vielen Menschen zu einer Identitätskrise: Sie stellen dann fest, daß ihr Ich, ihre eigentliche Persönlichkeit, unterdrückt wird. Es ist doch merkwürdig, daß heutzutage die Wissenschaftler so viel über den Menschen als Individuum und über Persönlichkeitsentwicklung reden und schreiben, sich aber andererseits keinen Zwang antun, wenn es um technologische Entwicklungen geht. Die immer noch fortschreitende Technologie aber trägt wesent-

lich zur „Entmenschlichung“ der Arbeitsbedingungen bei.
Es ist beängstigend, mitansehen zu müssen, wie viele Menschen in ihrem Arbeits- oder Lebensbereich „aufgescheucht“ und zu (häufig auch materiell) immer höheren Leistungen getrieben werden. Sie müssen sich dann krampfhaft zu behaupten versuchen. Ist es da erstaunlich, daß solche Menschen auch im Privatleben nicht einfach umschalten können auf die für eine ausgewogene und harmonische Lebensführung (z. B. gutes Familienleben) erforderliche Anschauungsweise?
Eine solche Situation kann Kettenreaktionen auslösen. Wenn die berufliche Arbeit im Spannungsfeld hoher Anforderungen ausgeführt wird, kommen die Familienangehörigen darüber meist zu kurz. Den Kindern beispielsweise entgeht häufig etwas, was sich nur schwer wiedergutmachen läßt. Man „entschädigt“ sie dafür mit Süßigkeiten oder irgendwelchen kleinen Geschenken. Trotzdem sind solche Kinder in der Schule gewöhnlich unausgeglichen, so daß die Lehrkräfte verärgert oder gereizt werden und diese Verstimmungen dann wieder in ihren eigenen Familien abreagieren . . . usw. usw. Sehen Sie nun, daß wir alle dazu beitragen können, uns gegenseitig das Leben schwerzumachen?
Die Praxen der Haus- und auch der Fachärzte spiegeln deutlich diese gesellschaftlichen Mißstände wider, denn die Zahl der Patienten, die nach Schlaf- und Beruhigungsmitteln verlangen, ist unverhältnismäßig hoch. Die Pharmaindustrie steht sich dabei zwar recht gut. Wir müssen uns aber doch fragen, ob sich durch die Verwendung solcher Mittel das eigentliche Problem lösen läßt. Ich meine ja – aber nur insoweit, als die Betreffenden vorübergehend eine gewisse Entspannung erfahren und infolge besänftigter

Denkprozesse (sie nehmen unter Einfluß der Mittel ja alles hin wie es kommt) auch ihre Umgebung weniger stark belasten. Eine *echte* Lösung ist das natürlich nicht. Deshalb erlebt man häufig, daß Menschen, die nach dem Gebrauch von Beruhigungsmitteln wieder in ihr Alltagsleben zurückkehren, diesem nach wie vor nicht gewachsen sind. Im Grunde hat sich also nichts geändert.

Eine wirkliche Besserung wird nur dadurch erreicht, daß der Betreffende bereit ist, zu seinem eigentlichen Ich zurückzufinden und harmonisch damit zu leben. Der Mensch muß – obgleich er immer den Anschein des Gegenteils erweckt – wieder im Rahmen seiner ureigensten Wesensart zu leben lernen. Dann erst ist an ein Gemeinschaftsleben zu denken, in dem jeder Mensch unter Einsatz der ihm verliehenen Gaben und Fähigkeiten zu seinem und seiner Umgebung Nutzen (und damit ist nicht der materielle Nutzen gemeint!) tätig sein kann. Dann erst können auch die kreativen Kräfte eines jeden Menschen voll zur Entfaltung kommen. Die Wirksamkeit des Menschen erschöpft sich ja nicht in der Summe der einzelnen der Gesellschaft nützenden Eigenschaften und Talente. Der Mensch ist mehr; er ist ein Geschöpf, das kosmisch angelegt ist und sich an die für alle Geschöpfe geltenden kosmischen Gesetze halten muß. Der aus dem Lot gekommene Mensch braucht häufig eine gewisse Rückenstütze. Das wollen die Beruhigungsmittel zwar sein, doch gibt es freundlichere Rückenstützen: die Pflanzen und Mineralien. Sie entsprechen dem Menschen weitaus mehr als fast alle gegenwärtig im Handel erhältlichen Medikamente.

Die Verwendung von Heilkräutern hat überdies den Vorteil, daß dabei keine schädlichen Nebenwirkungen auftreten, was von synthetischen Prä-

paraten durchaus nicht immer gesagt werden kann.
Ziel dieses Büchleins ist es, dem Menschen aus einer Anzahl von Problemen herauszuhelfen, insbesondere, wenn es dabei um die Nerven geht.
Bedenken Sie beim Lesen der folgenden Ausführungen aber stets, daß in erster Linie nach den Ursachen des Übels zu suchen ist. Das Bekämpfen der Symptome allein ist kaum sinnvoll.
Die Kräuter können uns dabei helfen, sofern wir bereit sind, an uns selbst zu arbeiten. Die Heilung muß stets auf allen Ebenen ansetzen – auf der des Körpers, auf der des Geistes und auf der der äußeren Umstände. Nur so wird sich ein befriedigendes Ergebnis erzielen lassen.

1. Der Mensch als „nervöses Geschöpf“

Vor einigen Jahren besuchte ich einen Homöopathen. Im Laufe der Unterhaltung ließ ich durchblicken, daß ich mir häufig so nervös vorkäme. Ich war recht verwundert, als er mir daraufhin sagte, dafür solle ich doch dankbar sein. Nachdem ich mein Erstaunen darüber geäußert hatte, erklärte er mir, nervöse Menschen verfügten über eine große Aufnahmefähigkeit, nähmen also alles um sich herum mit gesteigerter Sensibilität wahr.

Jeder Mensch ist im Grunde ein „nervöses Geschöpf“, nur ist eben der eine nervöser (empfindlicher) als der andere.

Sobald es sich aber um eine zu große Empfindlichkeit (Überempfindlichkeit) handelt, treten Zustände auf, die wir in der Umgangssprache als „nervös“, „gereizt“ und schlimmstenfalls als „überreizt“ bezeichnen.

Im eigentlichen haben wir es dabei mit einer Überlastung zu tun, mit einem Überschreiten der Grenze unserer normalen Empfindlichkeit. Diese Grenze ist bei jedem Menschen verschieden. Was der eine noch gut verkraftet, läßt den anderen schon „durchdrehen“. Gesteigerte Empfindlichkeit trifft man häufig bei Künstlern und Leuten an, die sich naturgemäß mit irgendwelchen Phänomenen oder metaphysischen Problemen beschäftigen. Hierbei ist eine erhöhte Sensibilität augenscheinlich Voraussetzung für das Zustandekommen kreativen Denkens und Handelns.

Auch gibt es offenbar Zusammenhänge zwischen psychischer Empfindlichkeit und der körperlichen Verfassung eines Menschen. Zwischen diesen beiden Faktoren besteht – sofern keine Störungen auftreten – eine recht harmonische Wechselwirkung. Wenn man in der Biologie vom „natürlichen Gleichgewicht" spricht, so könnte man hier vom *„nervösen Gleichgewicht"* reden.

Ist aber einer der Faktoren – Körper oder Geist – aus dem Gleichgewicht geraten, so zeigt sich das an einer entsprechenden Reaktion des anderen.

Dieser Gedanke ist keineswegs neu. Wir finden ihn in den verschiedensten Kulturepochen – so u. a. in der Bibel: „Wenn *ein* Glied leidet, so leiden alle Glieder mit; wenn *ein* Glied ausgezeichnet wird, so freuen sich alle mit." (1. Kor. 12/26) Oder: „Ein verkehret Herz findet nichts Gutes; und der verkehreter Zunge ist, wird in Unglück fallen." (Spr. 17/22)

In der Praxis erweisen sich diese Aussprüche als wahr, denn eine sinnvolle Ermutigung ist häufig heilsamer als eine ganze Handvoll Pillen und Tabletten.

Die moderne Medizin umschreibt die uralte Weisheit mit dem Wort *Psychosomatik*. Der Arzt spricht von psychosomatischen Beschwerden. Es handelt sich dabei also um körperliche Beschwerden bzw. Reaktionen, deren Ursache psychischer Natur ist.

Dringen wir tiefer in die Beziehungen zwischen Körper und Geist ein, so werden wir feststellen, daß wir nicht allein mit unserem Körper, sondern auch mit unserem Geist recht schonend umgehen müssen. „Geistiger Schmutz" wird oft vermittels unseres Körpers ausgeschieden. Man sieht häufig Menschen, die naschen, viel essen, trinken oder sonstwie auf körperliche Weise nervöse Spannungen abreagieren. Ebenso können körperliche (vielfach funktionale) Störungen durch psychische Unausgeglichenheit hervorgerufen werden. Magenbeschwerden, Gallensteine, Nierensteine, Ausschläge, Darmleiden gehören zu den Krankheiten, die psychisch bedingt sein können. Wir müssen also die uns gesetzten körperlichen und geistigen Grenzen ein wenig im Auge behalten.

Von den Tieren kennen wir dies: Ein Tier, das geärgert oder gequält wird, beißt, wird aggressiv, kratzt und versucht, seinen Widersacher abzuschütteln. Wird es ihm aber zuviel, sucht es die Stille, um wieder zu seinem inneren Gleichgewicht zurückzufinden. So ist die Panik erklärlich, die viele Tiere befällt, wenn sie vom Menschen eingesperrt werden (der Zwang der Gefangenschaft bedeutet für das freilebende Tier ja eine unverständliche und unnatürliche Situation). Ist es nicht empörend, daß der Mensch sogar so weit geht, Tiere einzusperren und ihnen dann Beruhigungsmittel zu verabreichen? Ich denke dabei an die Machenschaften der sogenannten „Bioindustrie", bei der sich medikamentös behandelte Tiere auf einem halben Quadratmeter Standfläche willig mästen lassen und ihre Wesensart, ihr „Ich" dabei einbüßen.

Viele Menschen befinden sich eigentlich in einer ganz ähnlichen Lage, denn sie lassen sich willig für die verschiedensten Zwecke und Absichten mißbrauchen, die mit ihrem Wesen an sich unvereinbar sind.

Der Mensch hat freilich die Fähigkeit des Denkens und Überlegens und kann sich gewissermaßen selbst übertölpeln, kann sich einreden, daß dies eben der Lauf der Dinge sei. Aber die Natur läßt sich nichts aufschwätzen. Ihre Gesetze bleiben, wie auch immer, gültig.

Hoffentlich ist der Leser bzw. die Leserin dieses Büchleins bestrebt, sich seines bzw. ihres Gleichgewichts zwischen Körper und Geist bewußt zu werden. Wir brauchen keine Zuflucht zu alternativen Heilmethoden zu nehmen, wenn wir

dies mit der gleichen inneren Einstellung tun, die uns auch bei Chemikalien gezeigt hat, daß uns auf die Dauer nicht zu helfen war. Die Natur gibt uns Hilfestellung, wenn wir unterzugehen drohen – am Ufer hochklettern müssen wir allerdings *selbst.* Das fällt dem einen sicherlich schwerer als dem anderen. Jeder muß dabei seine arteigenen „Helfer" herauszufinden versuchen.
Im nächsten Kapitel befassen wir uns mit einer Anzahl solcher „hilfsbereiten Hände".
Es gibt sicherlich für jeden Menschen – unter Berücksichtigung seiner persönlichen Situation – die Möglichkeit einer Problemlösung.

2. Die Pflanze als Menschenfreund

Es ist direkt ergreifend zu sehen, wie die Pflanze mit dem Menschen „mitlebt". Bedauerlicherweise achten nur die wenigsten auf diese subtilen Naturvorgänge. Mellie Uyldert hat in ihren Büchern mehrfach darauf hingewiesen: „Ihre Heilpflanze wächst in Ihrem Garten." Für denjenigen Menschen, der im kausalen und rationalen Denken nicht den Ausgangspunkt allen Denkens sieht, ist dieser Hinweis häufig nichts Neues. Ich selbst habe erlebt, wie plötzlich mitten im Sommer unter dem Rahmen unseres Wohnzimmerfensters ein Schafgarbenpflänzchen wuchs. Es mußte sich mit unvorstellbar wenig begnügen, mit einer Ritze zwischen zwei Ziegelsteinen, kaum einen halben Zentimeter breit, und einer Spur von Erde. Besonders auffällig war dabei, daß Schafgarbe sonst nirgendwo in der näheren Umgebung vorkommt. Da ich alles, was in meinem Garten vor sich geht, stets genau beobachte und die Dinge dann in ein größeres Schema einzugliedern versuche, nahm ich dies zum Anlaß, mich noch einmal genauer mit der Wirkungsweise der Schafgarbe zu befassen.
Schafgarbe besitzt mehrere therapeutische Vorzüge. Einer der wichtigsten ist die blutdrucksenkende Wirkung. Bei einer Kontrolle stellte sich heraus, daß mein Blutdruck ziemlich hoch war – für mich ein Grund, mir wieder einmal den Schafgarbentee zu Gemüte zu führen. Und richtig, bald normalisierte sich mein Blutdruck wieder.
Ich kann mir gut vorstellen, daß manche beim Lesen dieser Zeilen fassungslos den Kopf schüt-

teln und finden, daß man alles übertreiben könne. Ist man aber demgegenüber aufgeschlossen, was ich einmal „vollkommen kosmische Vorgänge“ nennen möchte, dann zeigt sich doch, daß es viele Phänomene gibt, die sich rational zwar nicht erklären lassen, die jedoch ebensowenig wegzuleugnen sind. Ich denke in diesem Zusammenhang an die „Aura“-Photographie. Noch vor fünfzehn Jahren hätte jeder Wissenschaftler für einen solchen „Unsinn“ nur ein geringschätziges Lächeln übrig gehabt. Heute liegt die „Aura“-Photographie durchaus im Bereich des Möglichen. So ließen sich noch zahlreiche andere Beispiele anführen.
Die auf wissenschaftlicher Basis wahrnehmbaren Erscheinungen dürfen uns nicht daran hindern, uns auch anderer Phänomene bewußt zu werden. Gewißheit beruhigt uns zwar, sie kann aber auch zur Abstumpfung eines ganz speziellen Wahrnehmungsvermögens führen.
Häufig habe ich erlebt, daß die Heilpflanze eines Menschen in seiner unmittelbaren Umgebung wuchs. Um sich dergleichen zunutze machen zu können, ist eine gründliche Untersuchung sowohl der Krankheitssymptome als auch der Wirkungsweise der einzelnen Pflanzen erforderlich.
Es ist traurig, zusehen zu müssen, wieviel gute Dinge der Natur von der Menschheit zerstört werden. Dies geschieht zwar nicht immer vorsätzlich, ist und bleibt jedoch trotzdem höchst bedenklich. So wie der Mensch nicht als die Summe einer Zahl gesellschaftlich nutzbarer Eigenschaften und Fähigkeiten angesehen werden kann, so besteht auch die Natur nicht aus einer Summierung der vom Menschen ersonnenen Möglichkeiten einer Umweltverschönerung.
Die Menschheit ist heute im Begriff, ihre besten Freunde mit den verschiedensten Giften zu un-

terdrücken und zu vernichten. Wir haben einen Grad von Überzivilisation erreicht, bei dem die Ausgewogenheit von Natur und Kultur zerstört wird. Laßt doch der Natur wieder einmal ihren freien Lauf! Pfuscht ihr doch mit eurer Besserwisserei nicht dauernd ins Handwerk! Versucht lieber, euch die Natur, insbesondere die Pflanzen, wieder zum guten Freund zu machen, und lernt sie schätzen!

Einen guten Freund läßt man an seinem Leben *teilhaben,* man macht mit ihm *zusammen* Erfahrungen und löst mit ihm *gemeinsam* Probleme. Sehen Sie dies bitte nicht als einen sentimental-überschwenglichen Aufschrei an! Es handelt sich hier vielmehr um ein Plädoyer und einen Appell zugleich – ein Plädoyer für die Natur, die uns allen nützlich sein will, und einen Appell an den Menschen, die ihm hilfreich hingehaltene Hand nicht auszuschlagen.

Gönnen Sie sich doch einmal den Genuß, alle unserem Zivilisationsschema innewohnenden Sicherheiten anzuzweifeln! Cicero sagte einmal: „Durch Zweifel gelangen wir zur Wahrheit." Auch Goethe vermag uns nachdenklich zu stimmen, wenn er sinngemäß meint: „Wenn du mir deine Ansichten mitteilen willst, so sage mir, woran du glaubst; ich zweifle selbst genug."

3. Verwendung von Heilkräutern

Heilpflanzen lassen sich auf verschiedene Art verwenden – frisch oder getrocknet (als Tee), in Form von Tinkturen oder als Kräuteröle zum Einreiben. Man könnte ein ganzes Buch über die verschiedenen Anwendungsmöglichkeiten schreiben.
Deshalb erscheint es mir sinnvoll, hier ein paar ganz allgemeine Richtlinien für den Umgang mit Kräutern zu geben.

Das frische Kraut

Den Gebrauch frischer Pflanzen halte ich nicht unbedingt für empfehlenswert, denn es gibt heutzutage bei uns kaum noch Kräuter, die nicht auf irgendeine Art verunreinigt wären, sei es durch Kunstdünger, Herbizide, Pestizide, Insektizide (oder wie man die Chemikalien auch immer nennen mag), sei es durch Abgase etc.
Wenn Sie all diese Stoffe mit Sicherheit auszuschließen vermögen, können Sie von einigen frischen Kräutern Tee bereiten (z. B. Melisse, Eisenkraut oder verschiedene Minzearten). Auch als Salat oder Salatbeimischung lassen sich manche Pflanzen gut verwenden (z. B. junger Löwenzahn und zarte Brennesselspitzen).
Die in diesem Büchlein genannten Pflanzen kommen allerdings kaum für eine Verwendung in frischem Zustand in Frage.

Der Kräutertee

Auf einen halben Liter Wasser rechnet man etwa einen Eßlöffel Kräutertee. Man gibt ihn in ein irdenes (Keramik-) Gefäß, übergießt ihn mit dem kochenden Wasser und läßt ihn etwa 15 Minuten ziehen. Dann siebt man die Blätter ab. Die klare Flüssigkeit hält sich an einem kühlen Ort mehrere Stunden, so daß man am Morgen gut den Tee für den ganzen Tag auf einmal zubereiten kann.

Die Kräutertinktur

Dabei handelt es sich um einen alkoholischen Auszug aus dem getrockneten, in einigen Fällen auch aus dem frischen Kraut.
Von der Tinktur braucht man zumeist nur wenige Tropfen, die in einem Glas Wasser eingenommen werden.
Bezüglich der Menge und der Häufigkeit der Gaben lassen sich meiner Erfahrung nach kaum allgemeingültige Vorschriften machen.
Einmal gibt es zwischen den einzelnen Kräutern große Unterschiede (das eine wirkt länger oder intensiver als das andere), zum anderen habe ich feststellen müssen, daß die Dosierung von Fall zu Fall anders zu sein hat. Man muß immer die Gesamtsituation berücksichtigen und dabei den jeweiligen Sachverhalt für sich sehen. Der beste Ratgeber ist immer noch Ihre Intuition in Verbindung mit einer Portion gesunden Menschenverstandes.
Je natürlicher wir leben, desto klarer spricht unsere innere Stimme zu uns. Der Körper sagt uns nämlich häufig selbst, was er braucht. Essen Sie deshalb nie etwas mit Widerwillen. Drängen Sie auch anderen nie etwas auf. Der Besucher traut

sich meist nicht, dem Gastgeber einen Korb zu geben, weil er nicht unhöflich sein will – so sind nun einmal unsere gesellschaftlichen Umgangsformen.
Ganz allgemein läßt sich sagen, daß Kräuter am besten vor den Mahlzeiten (etwa 1/4 Stunde zuvor) eingenommen werden. Sie brauchen gewöhnlich nicht mehr als 3 bis 4 Tassen im Laufe des Tages zu trinken.
Bei Tinkturen empfiehlt sich, die Dosis von 15 Tropfen drei- bis viermal am Tag nicht zu überschreiten. Meist benötigt man weit weniger – 5 Tropfen etwa bei jedem Einnehmen. Kinder sprechen vielfach sehr gut auf Kräuter an. Das läßt sich möglicherweise dadurch erklären, daß ihr Körper durch all die vielen unserer Nahrung zugesetzten Chemikalien noch nicht so stark in Mitleidenschaft gezogen ist wie der eines Erwachsenen.
Die zu verabreichende Menge richtet sich nach dem Alter. Man kann davon ausgehen, daß Sechs- bis Vierzehnjährige halb soviel wie ein Erwachsener bekommen, Drei- bis Sechsjährige den vierten Teil und Säuglinge ein Achtel der Erwachsenendosis oder sogar noch weniger.

Der sogenannte Wirkstoff

In manchen Kräuterbüchern werden die Pflanzen im Hinblick auf die Verwendung nach ihren Wirkstoffen eingeteilt. Es handelt sich dabei um chemisch bekannte Stoffe, von denen man weiß, wie der menschliche Körper auf sie reagiert. In der modernen Medizin bedient man sich solcher Wirkstoffe. Sie werden vielfach sogar synthetisch gewonnen und dann in Tabletten- oder Drageeform gehandelt. Da die Pflanze jedoch

nicht ausschließlich aus Wirkstoffen besteht, bezeichnet man alles übrige als „Ballaststoffe".
Das ist meiner Ansicht nach recht sonderbar. Verschiedene Untersuchungen haben nämlich gezeigt, daß bessere Erfolge bei Verwendung der ganzen Pflanze erzielt wurden als bei einer Behandlung allein mit dem sogenannten Wirkstoff. Die Ballaststoffe scheinen also keineswegs überflüssig zu sein, sondern auch bestimmte Einflüsse auf den Körper zu haben. So ist es verständlich, daß ich bei den Kräutern und deren Verwendung keine Gliederung nach Wirkstoffen vorgenommen habe.
Aus den folgenden Ausführungen ist auch ersichtlich, daß die Wirkung einer Pflanze davon abhängt, inwieweit ihre Wesensart mit dem Krankheitscharakter übereinstimmt. Eine gewisse Analogie muß zwischen beidem bestehen. Die Pflanze als Gesamtheit heilt. Wir müssen auch stets darauf bedacht sein, den Menschen als Gesamtheit zu heilen. Die Bekämpfung einzelner Symptome erbringt nie eine echte Heilung.
Verwenden Sie daher Kräuter nicht ausschließlich wegen eines bestimmten in ihr vorkommenden Stoffes. Stellen Sie immer die ganze Pflanze neben den ganzen Menschen, und vergleichen Sie beide.

4. Über einige Heilkräuter und ihre therapeutische Wirkung insbesondere auf unser Nervensystem

Kamille (Matricaria chamomilla, Chamomilla officinalis)

Daß ich die Reihe der verschiedenen Kräuter ausgerechnet mit der Kamille „eröffne“, ist kein Zufall. Die Kamillenblüte steht uns ja offen wie eine Mutter, die geduldig zuzuhören bereit ist. Es ist direkt ergreifend zu sehen, wie sehr das in der ganzen Gestalt dieser Pflanze zum Ausdruck kommt. Ihr goldenes Herz ist uns zugewandt, während sie ihre Schönheit (die Blütenblätter, mit denen die meisten Blumen prunken) bescheiden zurückhält. Die Blütenblätter sind nach hinten gerichtet. Es ist, als wolle die Blüte uns sagen: „Ich halte mich ein wenig zurück, um so besser kann ich dir zuhören.“ In Spannungszuständen sind wir gut bei der Kamille aufgehoben. Somit ist es kein Zufall, daß die Kamille zu den besten krampflösenden Kräutern überhaupt gezählt wird. Sie wirkt heilsam bei Nervenkrämpfen und -schmerzen, insbesondere wenn diese seelisch bedingt sind. Unverdaute psychische Erlebnisse, unverarbeitete Empfindungen und gestaute Emotionen können leicht zu einer Verkrampfung führen, die ihrerseits dann wieder Schmerzen auslöst.
Bei allen schmerzhaften Krämpfen, bei Zahnweh, nervösen Magenschmerzen, Leibweh und vor allem bei Dickdarmspasmen (wenn also die Dickdarmperistaltik mehr oder minder unruhig

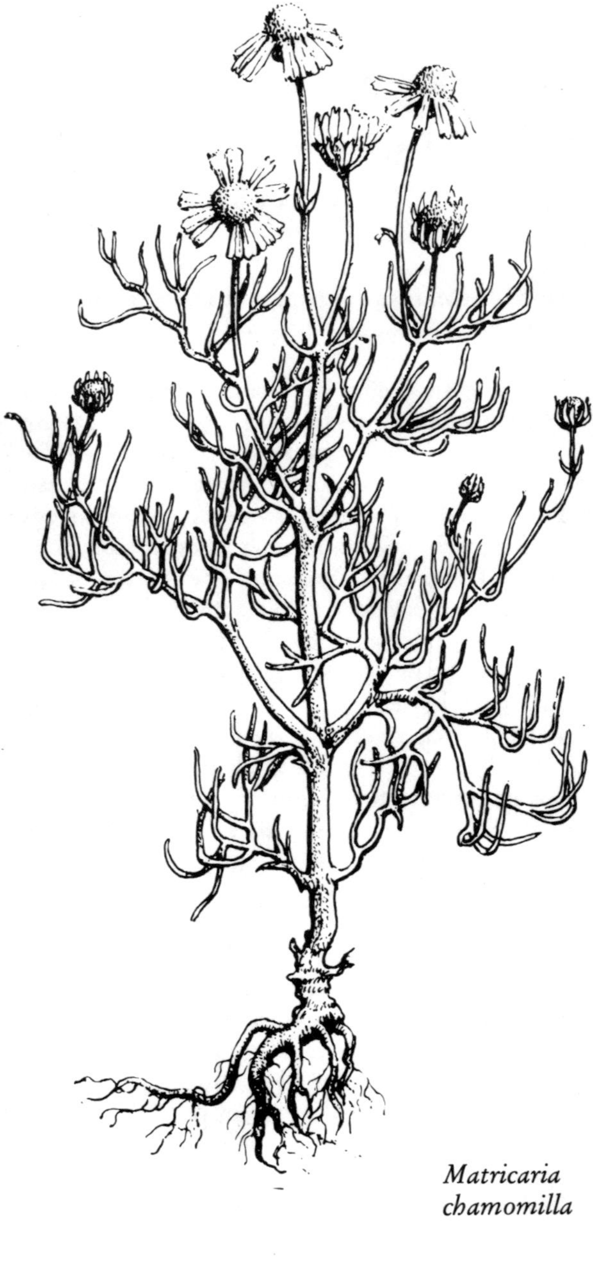

Matricaria
chamomilla

ist), kann Kamille lindern. Vielfach werden dreimal täglich 2 bis 7 Tropfen Kamillentinktur schon heilsam wirken.
Besser aber ist es, sich in aller Ruhe ein Täßchen Kamillentee zu Gemüte zu führen, denn allein schon der Duft beschwichtigt unsere Gedanken.
Seien Sie beim Pflücken von Kamillenblüten vorsichtig. Es gibt zahlreiche Kamillenarten, so daß Sie sich anhand eines guten Pflanzenbestimmungsbuches zunächst einmal davon überzeugen sollten, daß es sich tatsächlich um die „Echte Kamille“ handelt (pflücken Sie sie aber nicht vom Wegrand, wo sie mit vielen Schadstoffen behaftet sein kann).
Wenn Sie (beispielsweise in einem Reformhaus) Kamillentee kaufen, sollten Sie darauf achten, daß er nicht zu alt ist. Die Blüten sind dann vielfach pulverisiert (nicht zu verwechseln mit dem Blütenstaub, den man auch immer im Kamillentee findet). Überalterter Kamillentee ist kaum noch heilkräftig.

Johanniskraut (Hypericum perforatum)

Das Johanniskraut wirkt vor allem nervenstärkend. Es entspricht denjenigen Menschen, die durch zuviel Umtrieb an einer nervösen Erschöpfung leiden. Man könnte meinen, die „Nervenströme“ in unserem Körper stünden unter zu niedriger Spannung, um noch ihre Funktionen voll erfüllen zu können. Im Körper äußert sich das durch erschlaffte Muskulatur, manchmal sogar durch Muskelschmerzen. Es fehlt uns an Mumm (psychisch), um unseren Bewegungsapparat (Körper) in Schwung zu bekommen. Das Johanniskraut wirkt dann kräftigend.

Das Kraut verdankt seinen Namen dem heiligen Johannes, dessen Namenstag am 24. Juni gefeiert wird. Die Sonne hat dann ihren höchsten Stand und ihre größte Kraft erreicht. Durch Verwendung dieses Krautes stärken wir unser „Ich“, unsere eigene „Sonne“.

Menschen, die unter den oben geschilderten Erschöpfungszuständen leiden, täten gut daran, das Kraut selbst zu suchen und zu pflücken. Dann würde sich sehr bald eine Besserung zeigen.

Es ist für mich alljährlich ein ganz besonderes Erlebnis, am 24. Juni vor Sonnenaufgang durch die heimatlichen Dünen zu schlendern, nach Johanniskraut Ausschau zu halten und ein paar Zweiglein davon zu pflücken. Das an diesem Tag gepflückte Kraut ist nämlich kosmisch am stärksten aufgeladen. Pflücken also auch Sie ein paar Stengelchen, und gehen Sie sparsam damit um. Hängen Sie sie irgendwo bei sich zu Hause auf, damit etwas von der enormen Sonnenkraft bei Ihnen bleibt.

Aus getrocknetem Johanniskraut können Sie einen Tee bereiten, am besten zusammen mit

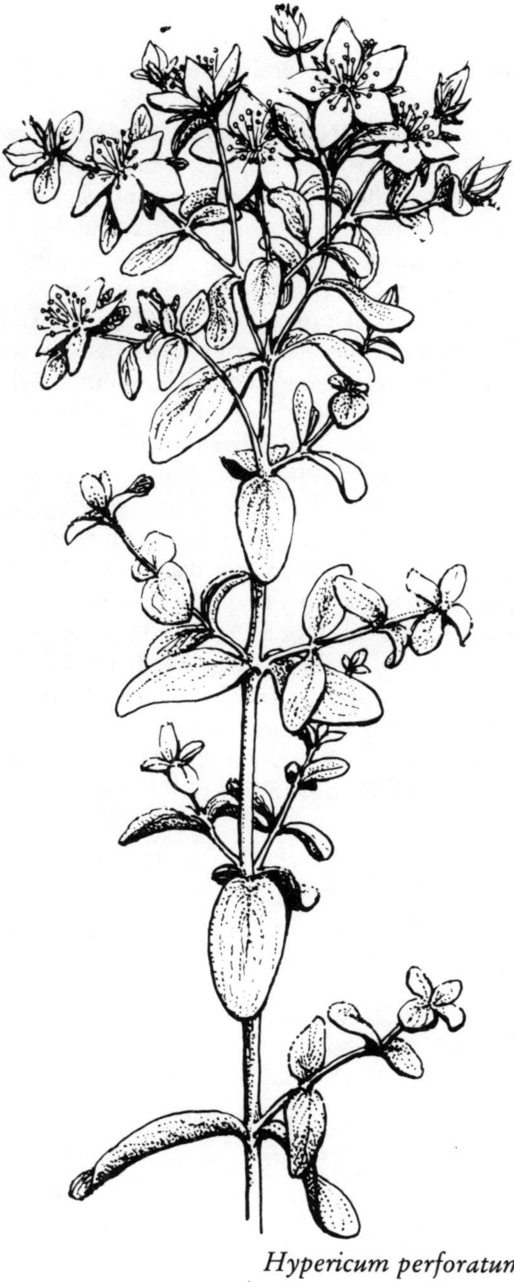

Hypericum perforatum

Kamille, ein wenig Weinraute und etwas Pfefferminze.
Bei überreizten Nerven kann man dreimal täglich 5 bis 10 Tropfen Johanniskrauttinktur nehmen. Versuchen Sie aber auch eine Änderung Ihrer persönlichen Situation herbeizuführen, damit Störungen des Gleichgewichts zwischen Körper und Geist nicht wieder auftreten.
Johanniskrautöl (auch Johannisöl genannt) ist ein ausgezeichnetes Einreibemittel bei Nerven- und Muskelschmerzen. Im Wechsel mit Arnikatinktur wird es mit Erfolg bei Hexenschuß, Ischias, Gesichtsneuralgien, Schreibkrampf, „Tennis- bzw. Geigenarm", Muskelkater u.dgl. verwendet. Das Öl können Sie sogar selbst herstellen, indem Sie von einer Handvoll Blüten die Kelchblätter entfernen, sie dann mit 3/4 Liter Sonnenblumenöl in ein Glasgefäß geben und dieses verschlossen drei Wochen lang der Sonne aussetzen. Das dabei blutrot werdende Öl wird abfiltriert (mittels Kaffeefilter) und in einer verschließbaren Flasche aufbewahrt. Wenn man es sofort zur Hand hat, erweist Johanniskrautöl sich auch bei Brandwunden als hilfreich.

Baldrian (Valeriana officinalis)

Wie schon der Name sagt, haben wir es hier mit einem „offiziell anerkannten" Kraut zu tun. Nachdem sich seine Heilwirkung herausgestellt hatte, setzte man den Baldrian schon vor Jahrhunderten auf die offizielle Liste der Heilkräuter. Dieser Gruppe gehören alle Pflanzen mit dem Zusatz „officinalis" an.

Wenn wir im Juni oder August über das Polderland gehen, können wir uns ausgiebig an den zartrosa Baldrianblüten erfreuen. Vielfach sieht man sie auch an Grabenrändern. Die oberirdischen Teile der Pflanze werden allerdings nicht gebraucht. Wir müssen schon bis zum Herbst warten, denn dann erst dürfen wir die Baldrianwurzel stechen, reinigen und trocknen. Danach kann man sie zerkleinern und Tee davon bereiten.

Baldrian wirkt – wie verschiedene andere Pflanzen, von denen gleichfalls nur die Wurzeln verwendet werden – auf das „Unsichtbare" im Menschen. Mensch und Pflanze sind dem gleichen Schema unterworfen. Wir benutzen den unterirdischen Teil der Pflanze für den „unterirdischen" Teil des Menschen. Baldrian wirkt vornehmlich auf den „unterirdischen" Teil unserer Psyche, auf das Unterbewußtsein. Sowohl Tee als auch Tinktur kommen vor allem zur Linderung von Angstzuständen in Frage.

Wie erklärt sich die Angst? Angst bekommen wir vielfach durch Dinge um uns herum, die wir mit unserem Geist, unserem Verstand nicht recht zu erfassen vermögen. Unbekanntes ängstigt uns. Schauen Sie sich nur einmal in einem Kinderzimmer um: Sobald das Licht angeht, ist der Anlaß zu kindlicher Angst wie weggeflogen. Die „Schemen aus der Unterwelt" lösen sich im Licht auf.

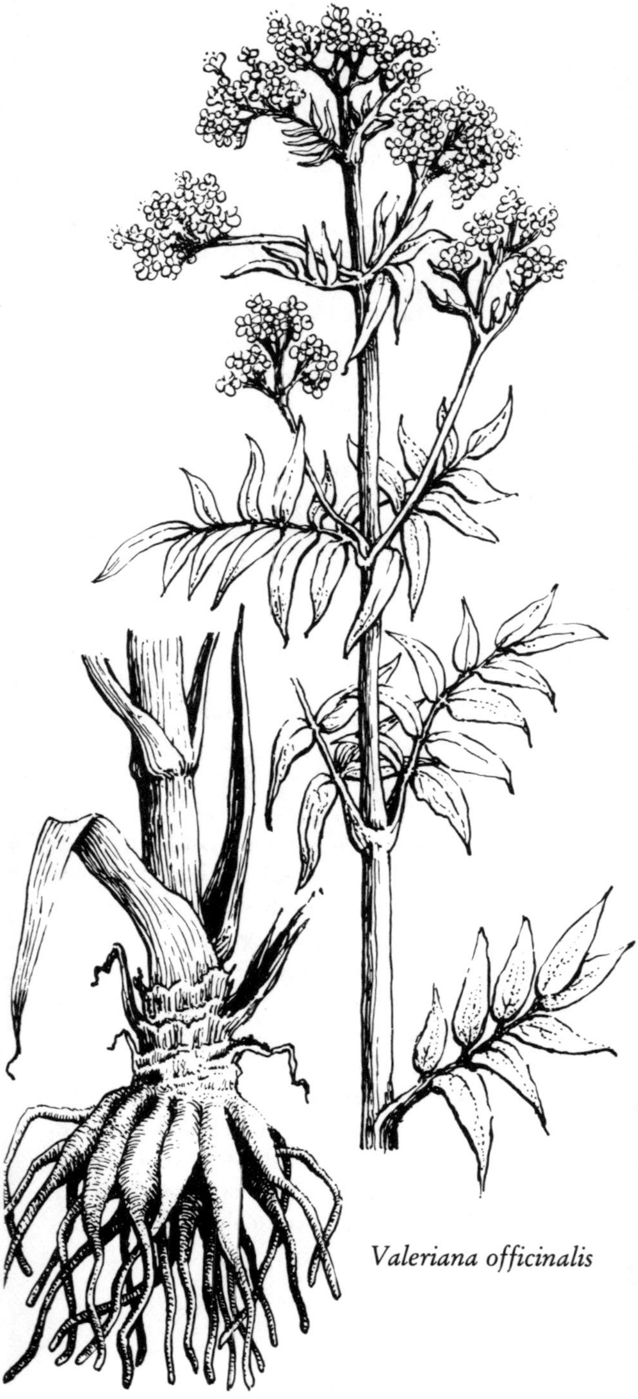

Valeriana officinalis

Baldrian wirkt auf unser Unterbewußtsein wie eine Lichtquelle. Er versucht, unsere unbewußten Gefühle und Triebe wieder in erklärliche Gedankengänge einzuordnen. Er reguliert unsere Intuition, der gerade diejenigen Dinge zugänglich sind, die mit Verstandesdenken kaum erfaßt werden. Immer dann, wenn Unbekanntes auf Sie zukommt und sich daraus nervöse Angstzustände entwickeln, kann Ihnen Baldrian eine große Hilfe sein.

Auch in Prüfungen wirkt Baldrian – im Gegensatz zu vielen anderen Beruhigungsmitteln – aufregungsdämpfend, ohne den Geist abzustumpfen. Baldrian verschleiert und betäubt nie, sondern versucht immer das für uns zu koordinieren und zu ordnen, was uns selbst nicht mehr gelingt.

Nehmen Sie aber Baldrian nie über längere Zeit hinweg. Er muß stets als vorübergehende Hilfe angesehen werden. Sie dürfen in ihm keinen Schutzschild sehen. Er ist vielmehr eine kleine Rückenstütze.

In Fällen großer Angst- oder extremer Streßzustände nehme man viermal täglich maximal 10 bis 20 Tropfen, bei nervös bedingter Schlaflosigkeit 20 Tropfen vor dem Zubettgehen. Die Baldrian/*quassia*-Tinktur wirkt in diesem Fall sogar noch besser als reine Baldriantinktur. Baldrian ist ein Kraut, das viele psychische „Unregelmäßigkeiten“ wieder in die „rechten Bahnen“ führt.

Arnika (Arnica montana)

Arnika wird gebietsweise auch als „Fallkraut" bezeichnet. Und dieser Name ist ein Fingerzeig auf die Wirkung der Pflanze.

Es gibt hier zwei Möglichkeiten: Entweder kann es sich um einen körperlichen Fall handeln oder aber um einen psychischen. In beiden Fällen erweist sich Arnika als sehr geeignet.

Bei einem körperlichen Fall, einem Sturz also, lassen sich alle Folgen wie Quetschungen, Blutergüsse, Prellungen u.dgl. mit äußerlich anzuwendender verdünnter Arnika-Tinktur behandeln.

Man gibt davon 20 Tropfen auf eine Tasse lauwarmen Wassers und benetzt mit einem Wattebausch oder einem sauberen Läppchen die betreffende Stelle. Man kann außerdem noch einen Tropfen Tinktur auf ein ganzes Glas Wasser verabreichen. Die Wirkung erfolgt dann nach zwei Seiten: Äußerlich behandelt man die körperlichen Folgen des Sturzes, innerlich die psychischen wie Schock, Schreck, nervöses Zittern usw.

Unter einem psychischen Fall verstehen wir hier die Lage eines Menschen, der unversehens gesellschaftlich oder moralisch zu Fall gekommen ist, was sich stark auf seine ganze seelische Verfassung auswirkt. Man denke beispielsweise an jemand, der entlassen worden ist und sich nun mit einem weit weniger verantwortungsvollen Posten begnügen muß. Das wird von dem Betroffenen als Kränkung erfahren, d.h. mehr oder minder als ein psychisches Zurückfallen. Ein solcher Mensch kommt sich wie ein geprügelter Hund vor, auch seelisch. Er hat keinen Schneid mehr, sieht keine Möglichkeit, initiativ zu werden und sich wieder aufzuraffen. Er wagt nicht mehr, so zu leben wie vor dem „Fall". Drückt sich

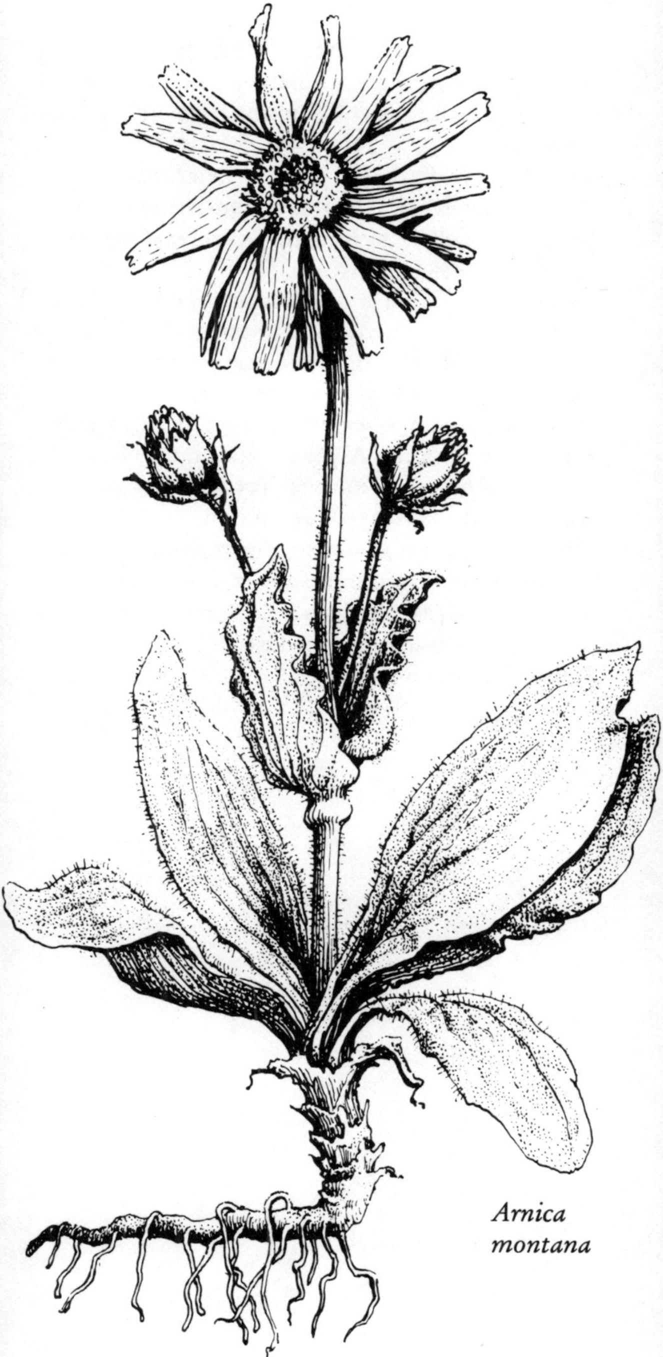

Arnica montana

nicht ein geschlagener Hund auch so scheu, verängstigt an den Hauswänden entlang – das personifizierte Bild der Vorsicht und des Mißtrauens?
Die oben geschilderten psychischen Folgen können sich auch auf den Körper auswirken. Ganz plötzlich stellen sich dann irgendwelche Beschwerden ein.
In all diesen Fällen erweist Arnika-Tinktur (D 12 und D 30) gute Dienste. D 12 bzw. D 30 besagt, daß es sich dabei um homöopathische Verdünnungen handelt (darüber mehr im 5. Kapitel). Abgesehen vom oben erwähnten Fall, in dem man einen Tropfen Arnika-Tinktur auf ein Glas Wasser nimmt, ist von der Verwendung unverdünnter Arnika-Tinktur abzuraten.
Die Arnika kann in der heutigen Zeit, in der es immer wieder zu Entlassungen kommt, in der also viele Menschen einen solchen „Fall“ tun, von großem Nutzen sein. Lassen Sie uns dieses Kraut in Ehren halten!

Isländisches Moos (Cetraria islandica)

Diese Pflanze enthält das für unser Nervensystem so wichtige Vitamin B. Es handelt sich dabei um einen der ganz wenigen pflanzlichen Vitamin-B-Bildner. Die Vitamine des B-Komplexes sind für unsere Nerven von nicht zu unterschätzender Bedeutung (im Abschnitt über die Ernährung gehe ich ausführlicher darauf ein). Das Isländische Moos paßt vor allem zu Menschen, deren psychische Probleme auf Blutarmut (d. h. unzulängliche Bildung roter Blutkörperchen) zurückzuführen ist. Es fehlt ihnen an „robuster" Kraft. Man erlebt bei ihnen häufig, daß sie – gleichfalls als Folge von Blutarmut – aus nichtigen Anlässen Weinkrämpfe bekommen, sich der jeweiligen Lage der Dinge nicht gewachsen fühlen. Dagegen verschreiben die Ärzte häufig Eisenpräparate. Diese Behandlung ist freilich nicht immer unproblematisch, und der erhoffte Erfolg bleibt gelegentlich aus.
Solche Eisenpräparate führen dem Körper zwar fehlende Stoffe zu, doch vermag er sie nur in beschränktem Umfang aufzunehmen.
Isländisches Moos wirkt anders. Es aktiviert bestimmte Funktionen des Körpers, wodurch dieser wieder befähigt wird, die ihm fehlenden Stoffe selbst zu bilden. Das Vorgehen ist also grundsätzlich anders als das der Allopathie.
In allen Fällen von Neurasthenie unter den oben geschilderten Umständen ist Isländisches Moos anzuempfehlen.
Das Isländische Moos muß zuerst eingeweicht werden. Danach wird das Ganze erhitzt, so daß eine schleimige Masse entsteht. Davon nehme man mehrmals täglich 3 bis 4 Teelöffel.
Außer Isländischem Moos wirken sich auf Blutarmut auch Brennessel, Tausendgüldenkraut und Petersilie günstig aus.

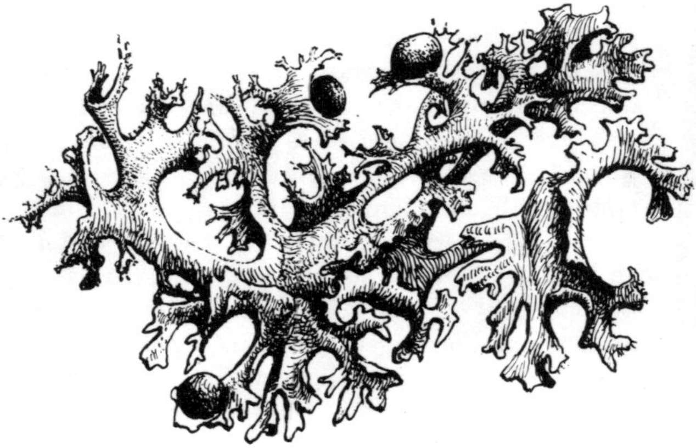

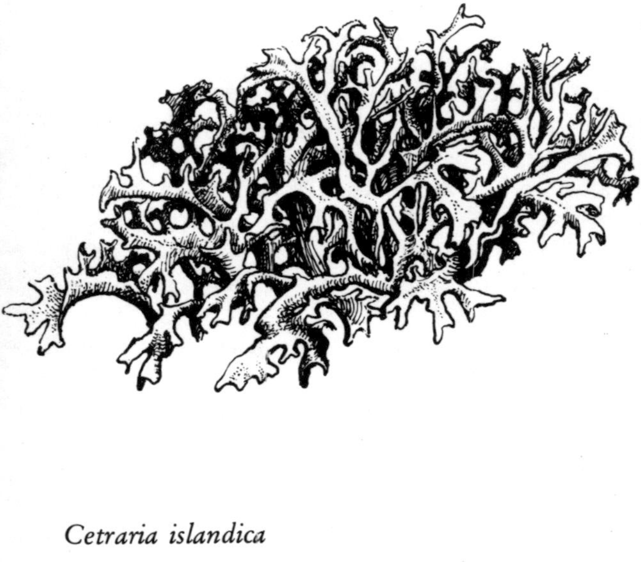

Cetraria islandica

In schweren Fällen kann man die Behandlung noch durch homöopathisches Ferrum phosphoricum D 30 ergänzen.

Gänse-Fingerkraut (Potentilla anserina)

Es ist ein ganz merkwürdiges Erlebnis, das Gänse-Fingerkraut zu beobachten, wie es sich mühsam über den Boden kriechend seinen Weg sucht zu einer benachbarten Pflanze und sich dort ansiedelt. Es sind immer fragile Stengelchen, die kaum mal ein Blättchen tragen. Doch unversehens ist dann wieder eine neue Pflanze entstanden; das Blättchen an dem über den Boden kriechenden Stengel hat Wurzeln geschlagen. Gänse-Fingerkraut enthüllt Dinge, die auf den ersten Blick nicht ohne weiteres erkennbar sind. Wenn wir seiner „Spur" folgen, entdecken wir eine Bodenvegetation – Pflanzen, manchmal auch Tiere –, die wir sonst nie beachtet hätten. Astrologisch wird die Pflanze vom Planeten Uranus beeinflußt.
Ihre ganze Art entspricht der des Menschentyps, der dauernd etwas Aufregendes erlebt, bei dem unvorhersehbare Situationen keine Ausnahme sind. Neue Gegebenheiten und Tatsachen drängen sich ihm unversehens auf. Wenn der Betreffende sich nicht blitzschnell auf die veränderte Lage einzustellen vermag, kommt es zu einer *Rhythmus*störung; der Betreffende gerät aus dem Konzept.
Viele Menschen ertragen ein solches nervenaufreibendes Leben nicht. Das kann sowohl körperliche als auch psychische Folgen haben. Der Körper reagiert darauf z. B. mit Herzarrhythmie, d. h. der Herzschlag gerät aus seinem normalen Rhythmus, man hat sogar manchmal das Gefühl, als ob dann und wann ein Schlag übersprungen würde. Solche Symptome findet man häufig bei Menschen, die – sei es durch eigenes Verhalten, sei es durch äußere Umstände – aus ihrer normalen Lebensordnung gebracht worden sind. Dadurch kann auch eine Störung des Atem-

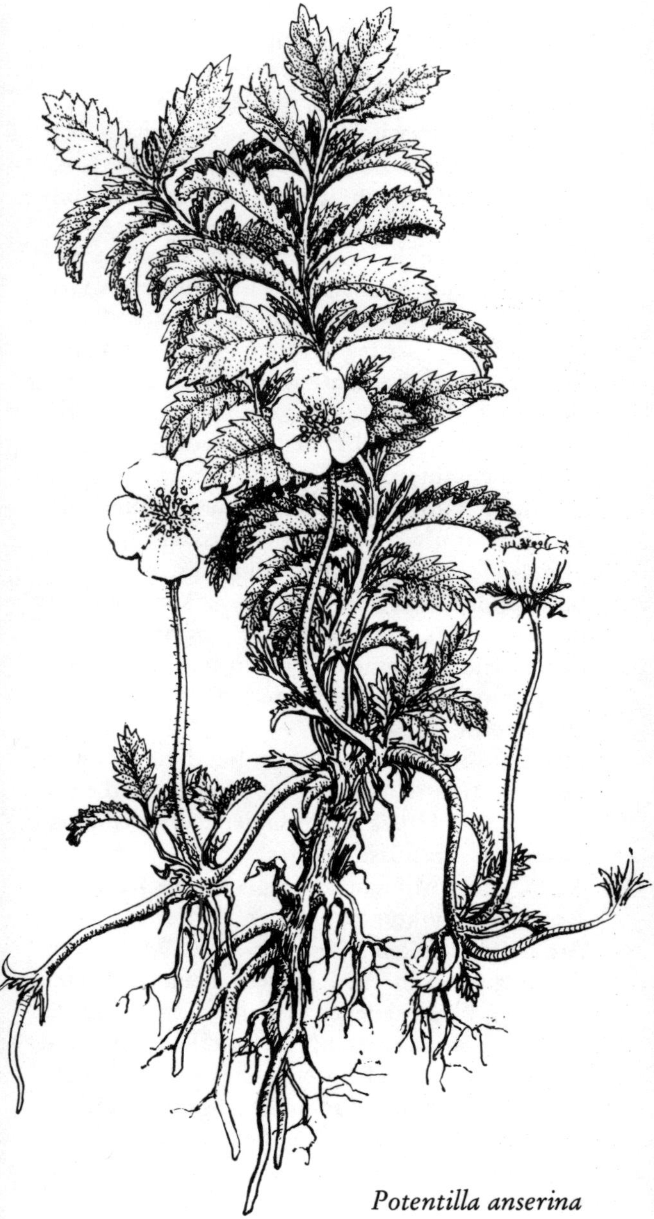

Potentilla anserina

rhythmus ausgelöst werden. Der Betreffende atmet stöhnend und krampfhaft. In schweren Fällen kann es sogar zu *Hyperventilation* kommen (das ist ein Zustand, bei dem im Körper ein Mißverhältnis zwischen Sauerstoff und Kohlensäure entstanden ist). Eine solche übermäßige Steigerung der Atemtätigkeit kann zu recht unangenehmen Erscheinungen führen, so zu Herzklopfen, Kribbeln in den Fingern, Schmerzen in der Brust und vor allem zu schrecklichen Angstgefühlen. Psychisch kann man dabei vollkommen aus der Fassung geraten. Ärzte empfehlen ihren an Hyperventilation leidenden Patienten, stets eine Plastiktüte bei sich zu tragen, in die sie bei einem Anfall zuerst ausatmen, um dann die kohlensäurereiche Luft wieder einzuatmen. Dadurch wird der aufgenommene Sauerstoffanteil der Luft reduziert (Verminderung neuer „Eindrücke"). Diese Behandlung ist ganz richtig. Man muß allerdings soweit zu kommen versuchen, daß „neue Eindrücke" nicht mehr als entnervend empfunden werden und nicht mehr die ganze seelische Verfassung des Betreffenden erschüttern.

Das Gänse-Fingerkraut kann bei diesen Bestrebungen Hilfestellung leisten. Menschen, die beständig dem Druck aufregender und rhythmusstörender Einflüsse ausgesetzt sind, tun gut daran, einige Monate lang täglich 1 bis 3 Tropfen Anserinen-Tinktur zu nehmen.

Am besten trinken sie sie mit etwas Wasser verdünnt auf nüchternen Magen. Beim Auftreten der oben beschriebenen Anfälle kann die Dosis etwas erhöht werden. Jeder muß jedoch selbst herausfinden, welche Menge ihm am zuträglichsten ist, da man dafür keine allgemeingültigen Regeln aufstellen kann. Dies entspricht ganz der Wirkung und dem Schema des Gänse-Fingerkrautes.

In Notsituationen wird Sie Ihre Intuition nicht im Stich lassen, da dann bekanntlich die innere Kraft am stärksten ist.

Melisse (Melissa officinalis)

Die Melisse ist ein Heilkraut für den sanften, besorgten Typ. Sie paßt zu Menschen, deren Leben sich im Hintergrund abspielt, die sich unentwegt um andere kümmern, sie umsorgen und pflegen. Das sind die Naiv-Gütigen, die den oft harten Realitäten unseres Gesellschaftsgefüges nicht gewachsen sind. Gerade das Leben im Hintergrund ist ihre Stärke. Es sind die im stillen Wirkenden, die weder Ruhm noch Ehre für sich erheischen, dafür aber einen gewissen Lebensschutz benötigen. Schlägt bei ihnen aber das Schicksal plötzlich zu und die Geborgenheit entfällt aus gleich welchen Gründen auch immer, dann droht der Betroffene an einem Gefühl der Wehrlosigkeit und Verletzlichkeit zugrunde zu gehen.
Die körperlichen Folgen bleiben nicht aus: Der Blutdruck steigt, Schwindelanfälle treten auf, es kommt zu Zittern, Schlaflosigkeit, nervösem Herzklopfen (hier andersgeartet als beim Baldrian) und zu Beklommenheit.
In diesen Fällen ist Trost geboten. Wer aber könnte besser trösten als unsere über alles Lob erhabene Melisse?
Nach dem Saueren kommt das Süße, das wir schon im Namen finden: Mel = Honig. Diese Pflanze wirkt sanft und trostbringend. Sie erquickt und beglückt uns mit einem Schlaf, der uns an den unserer Kinderjahre (Geborgenheit) erinnert, an die Zeit, da uns unsere liebende Mutter mit sanfter Stimme in den Schlaf sang.
Verwenden Sie im Sommer das frische Kraut. Vier bis fünf Blättchen werden (nachdem sie kurz abgespült worden sind) mit zwei Tassen kochendem Wasser übergossen – das gibt ein herrlich erfrischendes Getränk.
In Fällen seelischer Zerrüttung – wie oben be-

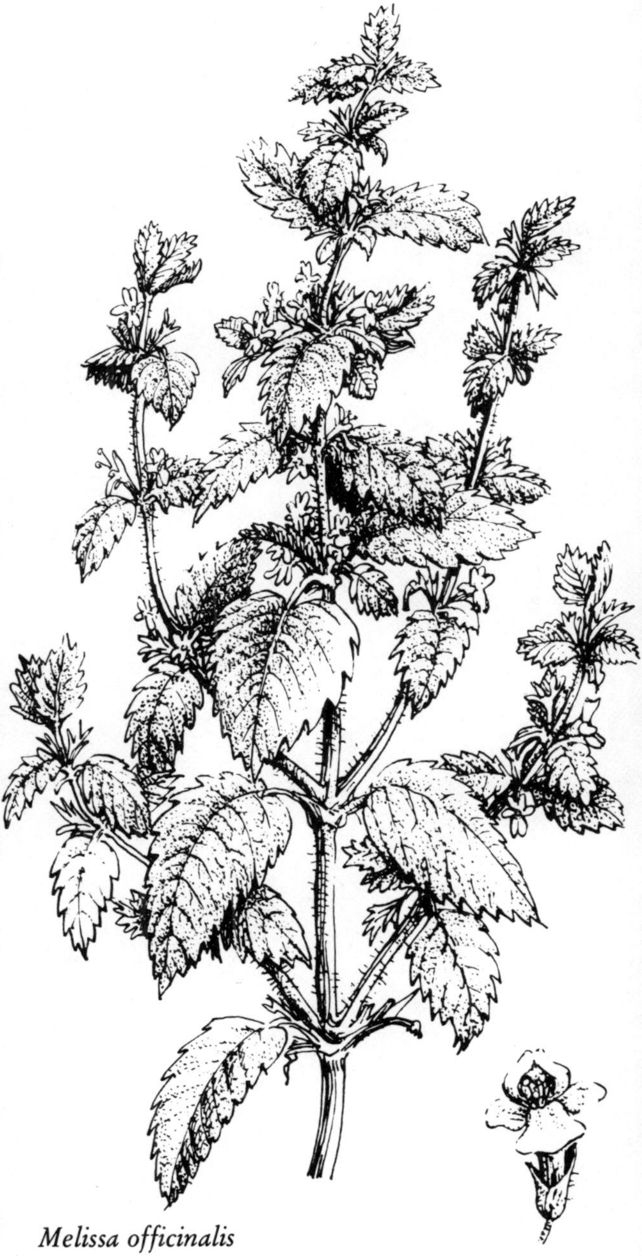

Melissa officinalis

schrieben – nehme man dreimal täglich 10 bis 15 Tropfen Melissentinktur.
Im Sommer kann Melisse übrigens an die Stelle unserer Insektenvernichtungsmittel treten. Setzen Sie mal einen Blumentopf mit einem Melissenpflänzchen in Ihre Küche oder Ihr Zimmer, und Sie werden sehen, die Fliegen nehmen Reißaus. Offenbar sind sie von Melisse nicht eben begeistert.

Goldrute (Solidago virgo aurea)

Kräuterbücher empfehlen Goldrute bei Nierenleiden, weil sie entwässernd wirkt. Das stimmt auch. Doch Goldrute ist noch auf einem anderen Gebiet wirksam, auf dem Gebiet der seelischen Empfindungen. Mellie Uyldert beschreibt dies in ihrem Band folgendermaßen: „Es (das Solidago) stillt Liebeskummer, heilt Wunden und führt das Wasser durch die Nieren ab."
Hier wird uns ein bemerkenswerter Zusammenhang vorgestellt: unser Gefühlsleben und unsere Nieren. In der Praxis zeigt sich dieser Zusammenhang häufig. Wie oft stellen wir nicht Nierenleiden bei Menschen, insbesondere bei Frauen fest, die vor nicht allzu langer Zeit geheiratet hatten. In der Ehe heißt es, sich dem Wesen des Partners anzupassen – und das ist vor der Hochzeit etwas ganz anderes als nachher.
Goldrute ist eine Pflanze, die zu Gefühlen der Enttäuschung ohne Aussicht auf baldige Besserung paßt. Man fühlt sich psychisch eingefangen und meint, die eigene Persönlichkeit sei völlig in der des Partners aufgegangen, von ihr gewissermaßen aufgesogen worden. Das kann zu einer enormen seelischen Belastung werden.
Unsere Nieren müssen dieses seelische Leid abfangen und notfalls für eine Entlastung sorgen. Dies zeigt sich auch in unserer Umgangssprache, wenn man beispielsweise sagt „jemanden auf Herz und Nieren prüfen" o.dgl. Gefühl und Nieren sind zwei Ausdrucksformen ein und desselben Geschöpfs. Wir sehen ja häufig, daß große Künstler Nierenprobleme haben, vor allem wenn „gesellschaftliche Verpflichtungen" (Bindungen) in einem Mißverhältnis zu ihrer Kreativität stehen. Wenn unsere Gefühle überhandnehmen, sind die Nieren außerstande, dies zu verkraften.

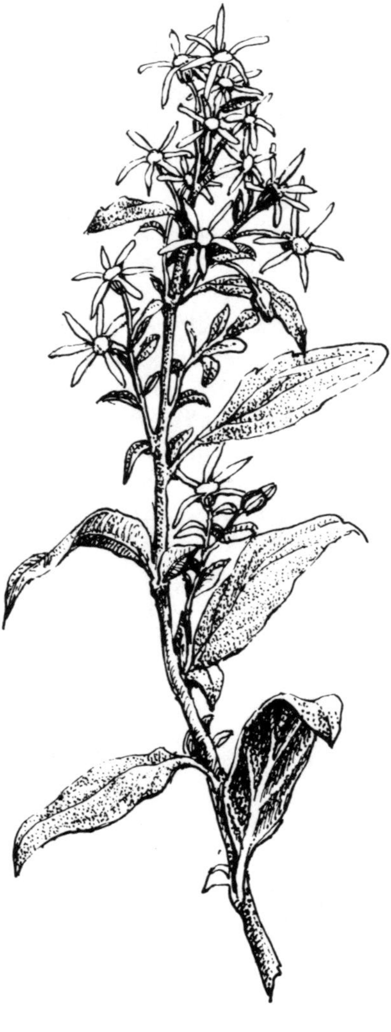

Solidago virgo aurea

Goldrute paßt also zu dem Menschentyp, dem aus Bindung seelische Schwierigkeiten erwachsen; Bindungen sind bei ihm häufig von Spannungen und Komplikationen geprägt.
Wenn man diesem Schema einmal nachgeht, braucht man freilich nicht unbedingt auf Nierenprobleme zu stoßen. Die Umstände können im Rahmen der Möglichkeiten auch reguliert werden. Ein solches Regulans für Menschen des oben beschriebenen Typs kann die Goldrute sein. Sie unterstützt die Nieren und damit zugleich das Gefühlsleben. Mit 10 Tropfen täglich läßt sich wesentlich zu einer Vermeidung seelischer Unausgeglichenheiten beitragen, da unsere Nieren dann den psychischen Belastungen eher gewachsen sind. Zu Zeiten, in denen man eine seelische Erschütterung nach der anderen erfährt, sollte man drei- bis viermal täglich 10 bis 15 Tropfen Tinktur einnehmen. Man kann auch aus dem getrockneten Kraut, kombiniert mit Lavendel und Melisse (1/2 Goldrute, 1/4 Melisse, 1/4 Lavendel), Tee bereiten. Davon trinke man dreimal täglich eine Tasse.
Frauen des oben geschilderten Typs, die zu nervösen Kopfschmerzen (besonders vor und während der Menstruation) neigen, verspüren bei Anwendung von Goldrute (10 bis 12 Tropfen täglich, eventuell abwechselnd mit Alchemilla [Frauenmantel]), gelegentlich Erleichterung.

Weinraute (Ruta graveolens)

Alle Blüten der Weinraute sind mit vier gelblichen Blättchen ausgestattet, nur die Zentralblüte weist fünf Kronblätter auf. Wir finden an ein und derselben Pflanze also zwei Ausdrucksformen. Man könnte auch sagen, die Weinraute birgt zwei Geheimnisse in sich. In ein und derselben Pflanze sind die Zahlen vier und fünf angelegt. Schon im Altertum maß man den einzelnen Zahlen unterschiedliche Bedeutung bei. Vier war die Zahl des *Stoffes,* der Materie, fünf die Zahl des *Geistes.* Bei der Weinraute finden wir also Materie und Geist in einem Wesen vereinigt.

Wie bereits oben gesagt, bildet die fünfblättrige Blüte den Mittelpunkt, um den sich alle anderen scharen. Sie ist die Achse.

Diese Ausdrucksform der Pflanze entspricht ganz der Situation, in der sich viele Menschen befinden: wenn sich die Materie in kaum mehr erträglicher Weise dem Geist aufdrängt. Die Betreffenden werden von materiellen und gesellschaftlichen Dingen förmlich überwältigt, so daß der Geist zu kurz kommt. Die Weinraute ist eine Pflanze für Menschen, bei denen das gesellschaftliche *Muß* einem seelischen *Nichtkönnen* gegenübersteht. Anders ausgedrückt, hier besteht eine Disharmonie zwischen Materie und Geist, die sich in körperlichen Unpäßlichkeiten einerseits und seelischen Depressionen andererseits äußert. Körperlich kann es zu Herzklopfen, Ekzemen, Leber- und Gallenfunktionsstörungen kommen. Seelisch sieht man die Betreffenden häufig in Angstzustände geraten. Sie können ja den *Willen* (vier) nicht mit dem *Geist* (fünf) beherrschen.

Verwenden Sie unter den oben beschriebenen Umständen die Weinraute eventuell in Verbin-

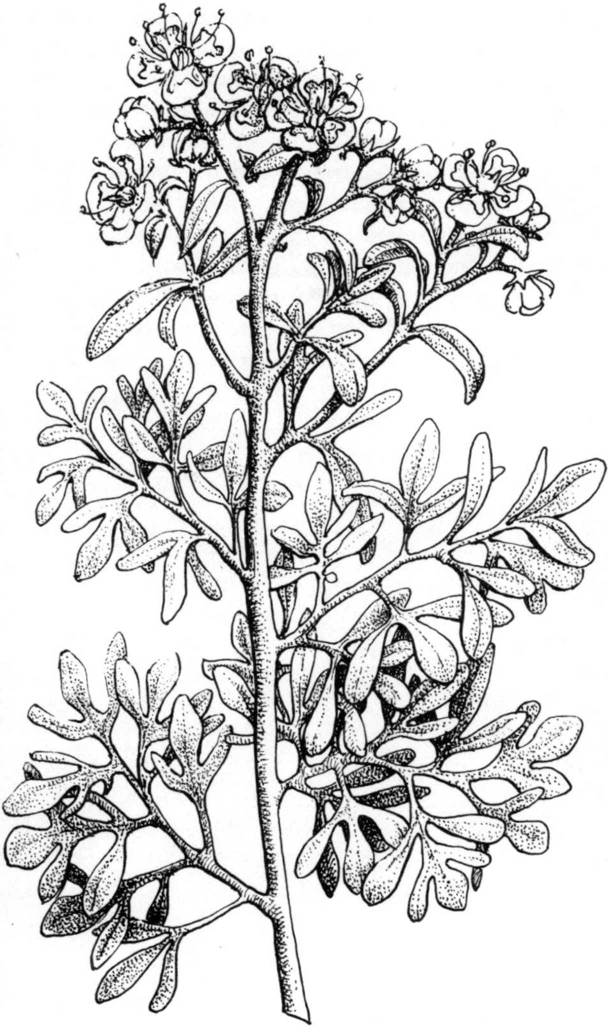

Ruta graveolens

dung mit Baldrian. Fünf Tropfen Tinktur täglich genügen häufig schon. Sie vermitteln das Gefühl, die Situation wieder in den Griff zu bekommen. Nehmen Sie Weinrautetinktur aber nicht über einen längeren Zeitraum hinweg. Sie hilft, gewissermaßen die Schwelle zum Positiven hin zu überschreiten. Versuchen Sie sich vor allem über Ihre Situation klarzuwerden, so daß Ihr Wollen (Materie) und Ihr Denken (geistiges Sein) in ein ausgewogenes Verhältnis zueinander kommen.
Werden Sie sich zudem dessen bewußt, daß Ihr Problem auch in der Natur „wächst", d. h. vorkommt und sichtbar ist. Das kann für Sie die beruhigende Hilfestellung im Hintergrund sein.

Apfel (Pirus Malus L.)

Es mutet vielleicht etwas merkwürdig an, den Apfel in der Rubrik der Heilkräuter zu finden. Daß dies doch seinen guten Grund hat, wird uns klar, wenn wir uns an ein englisches Sprichwort erinnern: „An apple a day keeps the doctor away" (täglich ein Apfel hält den Doktor aus dem Haus).

Der Apfel verfügt unverkennbar über Kräfte, die für den Menschen von Bedeutung sind. Wollen wir uns doch einmal seine Wesensart genauer ansehen: Wenn wir einen Apfel durchschneiden, wird sein Fleisch braun. Bei keiner anderen Frucht zeigt sich das so deutlich wie beim Apfel.

Wenn die *Hülle* (d. h. die Schale) entfernt ist, sieht der Apfel nicht mehr wie ein Apfel aus. Dieses Bild entspricht dem des Menschen, bei dem die nervenschützenden Funktionen ausgefallen sind.

Die Nerven sind nicht mehr imstande, schützend und ordnungsgemäß ihre Aufgabe zu erfüllen.

Der Apfel paßt zu dem Menschentyp, der seiner normalen Situation nicht mehr gewachsen ist. Er sieht seine Lage zu düster, zu verhängnisvoll. Sie wird für ihn zu einem „saueren Apfel", in den er sich nicht hineinzubeißen traut – oder es nicht kann.

Dem Körper fehlt es in diesem Fall an *Kalium* und *Eisen*. Diese beiden Elemente sind nun im Apfel reichlich vorhanden. Eisen spielt bei der Bildung unserer roten Blutkörperchen eine wichtige Rolle. Ausreichend Eisen im Körper macht *tatkräftig* und aktiv. Eisenmangel führt zu rascher Erschöpfung und dem Gefühl, mit allem nicht mehr fertigzuwerden (siehe Isländisches Moos). Kalium fördert die *Wuchskraft*.

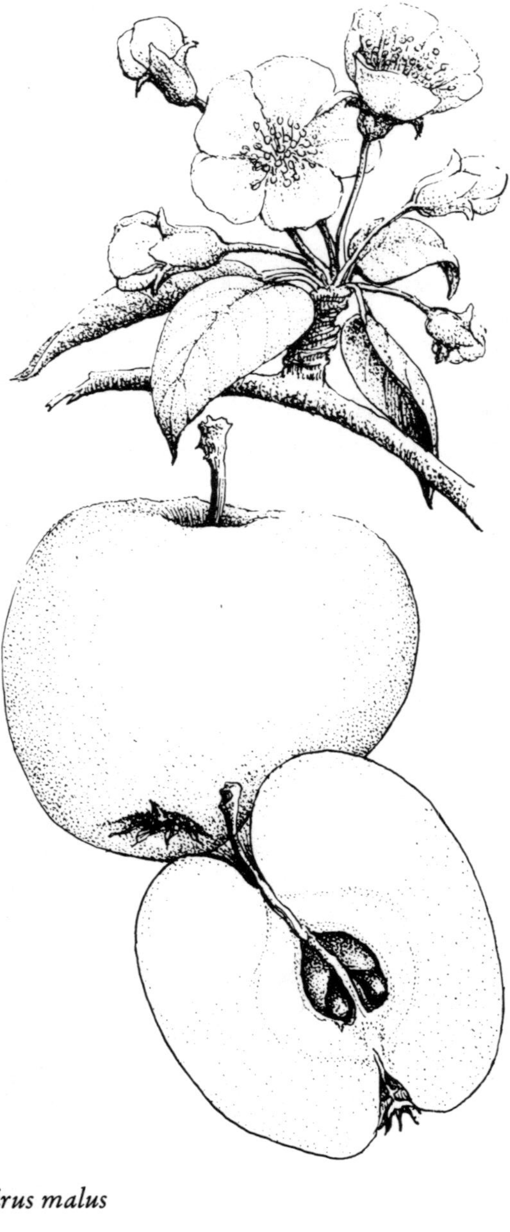

Pirus malus

Kleine Kinder benötigen viel Kalium. Prof. Den Hartog verweist im Zusammenhang mit der Reizbarkeit unseres Nervensystems auf die Bedeutung des Kaliums. Kalium ist – um einmal auf die altchinesische Typologie zurückzugreifen – das *Yang;* es ist elektrisch aufgeladen und fördert die Reizleitung im Körper.
Beißen Sie also täglich in einen „saueren Apfel", und Sie werden bald merken, daß Sie seelisch und nervlich kräftiger werden.

Lavendel (Lavandula psica)

Wir kennen wohl alle den wunderbaren Duft des Lavendels und ebenso seine zarten, kleinen blauvioletten Blüten.

Diese Blüten werden auch als Heilmittel benutzt.

Man pflückt sie ganz kurz bevor sie sich voll entfaltet haben. Wir nehmen also die Blüten*knospe* und bereiten daraus einen Tee. Manche Leute nehmen auch eine größere Menge und tun sie ins Kopfkissen.

Sinngemäß paßt Lavendel zu dem Menschentyp, der jahrelang vor seiner Entfaltung steht, zu der es jedoch nicht recht kommen will. Es handelt sich dabei um Menschen, die im Grunde die besten Anlagen haben und über ausreichend Kapazitäten verfügen, die ihre Talente jedoch nicht voll zur Blüte zu bringen vermögen. Eine solche Lebenssituation führt zwangsläufig zu seelischen Spannungen.

Der Betreffende hat dann das Gefühl, irgendwo steckengeblieben und deshalb kein vollwertiger Mensch zu sein. Die Folge kann eine bestimmte Form dessen sein, was man schlechthin als Minderwertigkeitskomplex bezeichnet.

Verwenden Sie Lavendel als Tee in Verbindung mit Kamille, Weißdorn und Schafgarbe – eventuell auch (das hängt vom Typ ab) mit ein wenig Baldrian.

Diese Mischung wirkt häufig lindernd bei Migräne, insbesondere bei den leicht reizbaren, aufbrausenden Typen.

Lavendelblüten im Kopfkissen verleihen erholsamen, entspannten Schlaf. Man braucht dazu nur wenig.

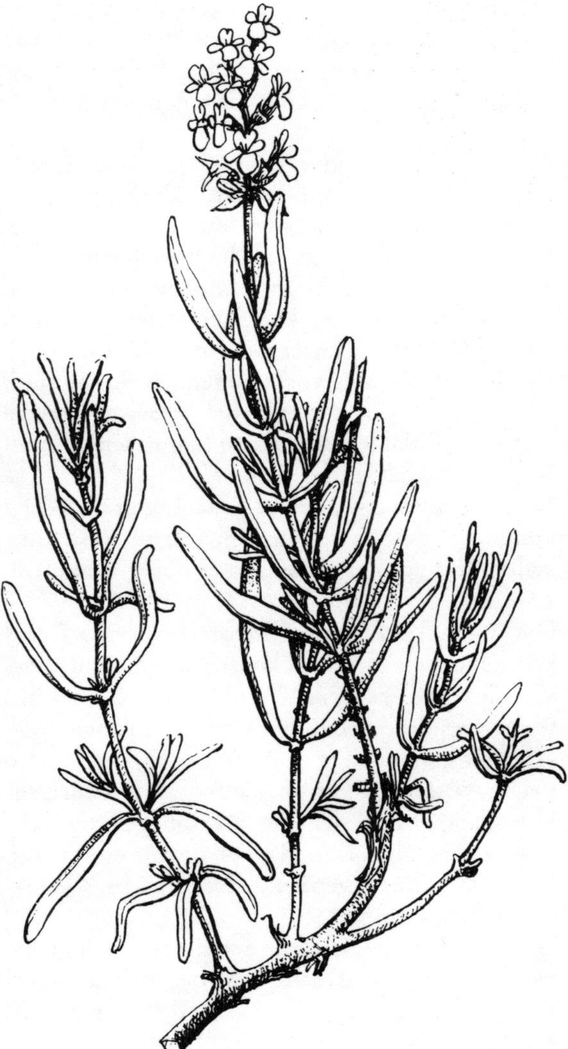

Lavandula psica

Walnuß (Juglans regia)

Die Walnuß paßt ganz und gar in die Theorie von der *Signaturlehre.* Diese Lehre basiert auf einer Übereinstimmung der bei Pflanzen vorkommenden Formen mit denen unseres Körpers.

Sehen wir uns bei der Walnuß die harte Schale an, so stellen wir eine gewisse Ähnlichkeit mit dem menschlichen Schädel fest. Die eigentliche Frucht in dieser harten Hülle ähnelt der Form unseres Gehirns (u. a. im Hinblick auf die beiden Großhirnhälften). Der Signaturlehre zufolge müßte die Walnuß unser Gehirn beeinflussen.

Die in der Walnuß vorkommenden Stoffe sind auch tatsächlich wichtig für unser Nervensystem. Es handelt sich dabei hauptsächlich um Kupfer, Phosphor und Kalium.

Alle, die unter irgendeiner Schädigung oder Erkrankung des Zentralnervensystems (Gehirn) leiden, tun gut daran, täglich ein paar Walnüsse zu essen.

Die Walnuß paßt zu den Menschen, deren Denken häufig ein bißchen konfus ist, die auf eine Vielzahl von Eindrücken nervös und übereilt reagieren, ohne dabei ihre Gedankengänge ordnen zu können.

Bei nervöser Erschöpfung infolge zu niedrigen Blutdrucks wirkt sich die Walnuß günstig aus. Lassen Sie ruhig Ihre Kinder davon ein wenig „naschen"; ihnen werden dadurch wichtige Aufbaustoffe zugeführt.

Homöopathisch dosiert, erweist sich Juglans regia als recht wirksames Mittel bei geistiger Verwirrung und Situationen, „in denen man den Kopf zu verlieren droht" (Dr. W. Boericke).

Ich habe das Gefühl, daß Walnußextrakt in sehr starker homöopathischer Verdünnung die Persönlichkeitsstruktur solcher Menschen günstig

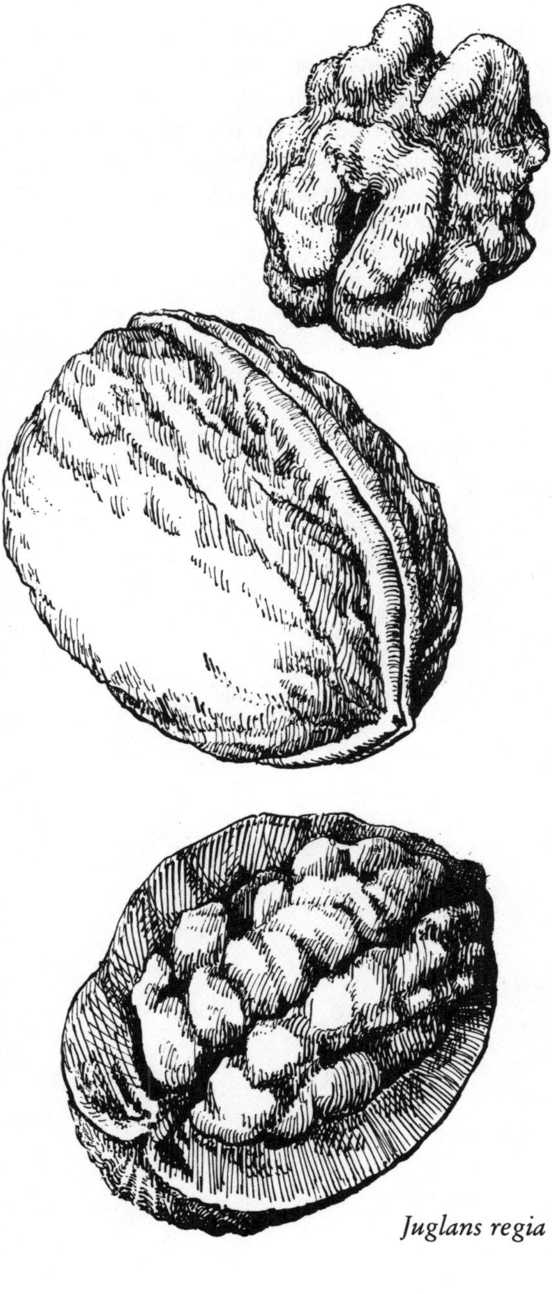

Juglans regia

beeinflußt, die durch ihren „Dickkopf“ (wie der Volksmund sagt) immer wieder in Schwierigkeiten geraten. Es handelt sich dabei um den Typ, der sich um keinen Preis den gegebenen Umständen anpassen will, obwohl dadurch eine Harmonisierung der Lebensbedingungen durchaus denkbar wäre.

Weißdorn (Crataegus oxyacantha)

Diese Pflanze gehört eigentlich zu den Pflanzen für Herz- und Kreislaufbeschwerden, doch ist sie auch für unser Nervensystem von Bedeutung.

Viele nervöse Beschwerden haben nämlich einen „organischen Resonanzboden"; und einer dieser Resonanzböden ist unser Herz. Zu den Symptomen gehören Herzklopfen, Schmerzen in der Herzgegend und ein Druckgefühl in der Brust. Man sagt ja auch, daß „sich das Herz zusammenkrampfe". Weißdorn verleiht dem Herzen die Kraft, solche Situationen zu meistern. Er ist bei der heutzutage so häufig auftretenden „Managerkrankheit" angebracht, vor allem bei Menschen, die sich Leistungen zu Lasten ihres persönlichen „Seins" abverlangen, was sich häufig nachteilig auf ihre Gesamtkonstitution auswirken kann.

Ist es nicht merkwürdig, daß vielerorts der Rand von Autoschnellstraßen mit Weißdornhecken bepflanzt ist? Zumindest in seiner Blütezeit wirkt der Weißdorn hier wie eine Boje in rauher See. Er steht nämlich genau dort, wo er am dringendsten gebraucht wird: Der gehetzte Mensch wird damit in seinem (häufig unnatürlichen und disharmonischen) Existenzkampf konfrontiert. Stellen Sie das Auto doch einmal am Straßenrand ab, und genießen Sie die inspirierenden Düfte dieser blühenden Sträucher!

Trinken Sie Weißdorntee oder nehmen Sie Weißdorntinktur ein, wenn Ihr Nervensystem derart überlastet ist, daß Ihr Herz aufmuckt. Mischen Sie in Zeiten starker Überbelastung den Weißdorn- mit Johanniskraut-, Schafgarbe- und etwas Weinrautetee. Notfalls – d.h. wenn die Nerven zu versagen drohen – kann man auch stündlich fünf Tropfen Crataegus-Tinktur nehmen.

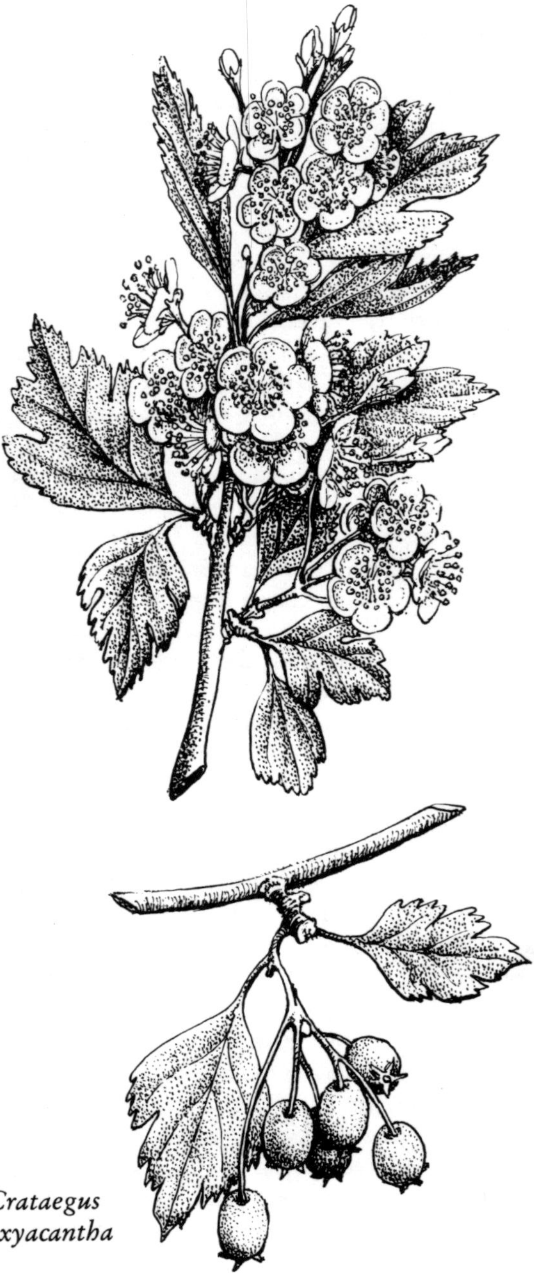

Crataegus
oxyacantha

Weißdorn verleiht unserem durch nervliche Belastungen überforderten Herzen die Kraft der Sonne.
Eigentlich sollte Weißdorn in keinem Garten fehlen. Räumen Sie ihm – wie einer geliebten Person – auch ein Plätzchen in Ihrem Herzen ein.

Hafer (Avena sativa)

Hafer wird nicht nur von vielen Naturheilkundigen als außerordentlich nervenstärkend empfohlen, sondern ganz allgemein als Kräftigungsmittel für unser Nervensystem anerkannt. Wo liegen hier die tieferen Gründe? Dazu müssen wir einen kleinen Abstecher in die Astrologie machen. Seit langem hat man festgestellt, daß es eine gewisse Verwandtschaft zwischen den Tierkreiszeichen und unseren Körperorganen gibt.
Das Zeichen Widder entspricht beispielsweise dem Kopf, der Stier dem Hals, die Zwillinge den Atemwegen und Armen usw. Nun treten beim Menschen auch häufig Krankheiten und Beschwerden auf, die nicht zu dem Tierkreiszeichen passen, in dem der Betreffende geboren ist, wohl aber zu dem, das im Winkel von 180° dazu steht, dem Geburtszeichen also genau gegenüberliegt.
Beim Hafer müssen wir vom Zeichen der Zwillinge ausgehen. Hierzu gehören die Begriffe „Denken", „Intelligenz". Im Zeichen der Zwillinge Geborene sind zumeist geistig bewegliche, intellektuelle Typen, die infolge von Überlastungen irgendwelcher Art vielfach nervös bedingte Leiden haben, welche sich in Beschwerden äußern, die dem gegenüberliegenden Zeichen des Schützen zuzurechnen sind. Der Schütze regiert in unserem Körper Hüfte und Hüftgelenk. Diese Analogie ist sehr treffend, da auch der Fortschritt, die Bewegung, das Vorwärtskommen des Menschen in der Hüfte ansässig sind. Der bewegliche Zwillingstyp muß lernen, auch an Ort und Stelle etwas Gutes zu erreichen, d. h. er muß etwas von seiner Dynamik mehr auf Tiefenwirkung auszurichten lernen.
Einen für das oben Gesagte besonders kennzeichnenden Gedankengang finden wir in der

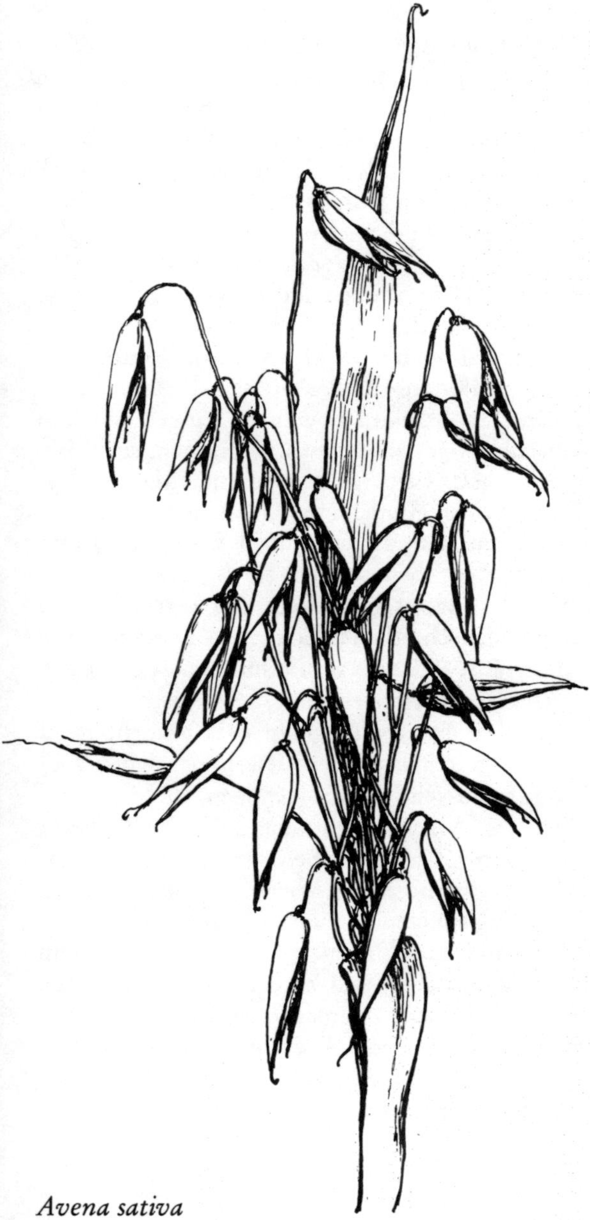

Avena sativa

Bibel, und zwar in der Erzählung über Jakob (der astrologischen Typenlehre zufolge ein Zwilling) im ersten Buch Mose. Auf dem Weg zu seinem Bruder Esau begegnete ihm an der Furt des Jabbok ein Mann, der mit ihm bis zum Morgengrauen rang. Als dieser nun sah, daß er Jakob nicht gewachsen war, berührte er dessen Hüfte, so daß Jakobs Hüftgelenk während des Kampfes ausgerenkt wurde. (Zitat 1. Mose 32, 52f.: „. . . und (Jakob) blieb allein. Da rang ein Mann mit ihm, bis die Morgenröte anbrach. Und da er sah, daß er ihn nicht übermochte, rührte er das Gelenk seiner Hüfte an; und das Gelenk der Hüfte Jakobs ward über dem Ringen mit ihm verrenkt.") Jakobs Vorwärtskommen, seine Beweglichkeit wurden also beeinträchtigt, und er kam zur Besinnung, zum Nachdenken.

Alle Menschen, die mit zuviel Schwung an eine Sache herangehen, werden die regulierende Wirkung des Hafers verspüren. Der Hafer paßt zu dem leidenschaftlichen Schützen. Er enthält viel Kieselsäure (Siliziumverbindung), die gerade unseren Geist stark beeinflußt.

Es ist für den Zwillingstyp (das braucht nicht unbedingt ein in diesem Tierkreiszeichen Geborener zu sein, auch diejenigen, die die Zwillinge im Aszendenten oder mehrere Planeten in diesem Zeichen haben) – zumindest während bestimmter Perioden – empfehlenswert, jeden Tag ein wenig Hafer zu sich nehmen.

Man kann dazu die Haferflocken mit anderem Getreide mischen und zu einem schmackhaften Müsli anrichten. Ißt man davon jeden Morgen eine kleine Portion – eventuell unter Zusatz eines geriebenen Apfels –, lassen sich manche nervösen Unpäßlichkeiten vermeiden.

5. Homöopathische Heilmittel und unser Nervensystem

In der Homöopathie werden u. a. Pflanzen verwendet, deren unverdünnte Säfte zu schweren Erkrankungen führen würden.
Dr. Samuel Hahnemann (1755–1843), der Vater der heutigen Homöopathie, nahm das Auftreten von Krankheitssymptomen zum Ausgangspunkt für seine Hypothese „Similia similibus curentus" (Gleiches wird durch Gleiches geheilt). Für die Praxis bedeutet dies, daß eine Krankheit durch eine stark verdünnte Substanz heilbar ist, die als Konzentrat zu eben dieser Krankheit führt. Ein gutes Beispiel ist der Rhabarber.
Größere Mengen von Rhabarber führen zu Durchfall. Nimmt man hingegen Rhabarber in homöopathischer Verdünnung ein, so erweist sich diese Pflanze als ausgezeichnetes Mittel gegen eine bestimmte Art von Durchfällen. Bekannt ist auch die Wirkung des Fingerhuts (Digitalis). Digitalis-Konzentrat hat verheerende Folgen für unser Herz. In homöopathischer Verdünnung hingegen hat sich Digitalis als eines unserer besten Herzmittel erwiesen.
Die Homöopathie arbeitet also mit *Verdünnungen* oder – wie Hahnemann sich ausdrückte – mit *Potenzen*. Diese Verdünnungen werden mit vorangestelltem großem „D" angegeben, abgekürzt für Dezimalverdünnung. D 1 entspricht folglich einer Verdünnung von 1:10, D 2 einer von 1:100, D 4 einer von 1:10 000 usw. In der Praxis wirken die niedrigen Potenzen (etwa D 12) besonders gut bei akuten Krankheitserscheinungen, während chronische Leiden bes-

ser auf die höheren Potenzen (ungefähr ab D30) ansprechen. Je höher die Potenz, desto tiefgreifender ist die Wirkung der Substanz auf unsere Gesamtkonstitution!
Es gibt viele homöopathische Mittel mit Heilwirkung für ein geschädigtes Nervensystem oder eine zerrüttete psychische Verfassung. Es würde den Rahmen dieses Büchleins sprengen, wollte ich hier ausführlicher darauf eingehen. Ich möchte mich vielmehr auf einige wenige Substanzen beschränken, die sich mehr oder minder regulierend auf unsere Konstitution auswirken. Ein Mensch kann ja lebenslang seine nervliche Disposition als Hindernis empfinden.
Der große Vorteil der homöopathischen Heilmittel ist – ebenso wie der der Kräuter –, daß keine schädlichen Nebenwirkungen auftreten.

Magnesium phosphoricum

Magnesium phosphoricum ist eines der besten krampflösenden Mittel. Von der Wirkung her entspricht es in etwa der Kamille. Es paßt vor allem zu Memschen, die durch ein Übermaß an Initiative oder Aktivität in eine Verkrampfungs- bzw. Streß-Situation geraten sind. Sie haben dann das Gefühl, nicht mehr frei und gelockert atmen zu können. Dabei handelt es sich um Menschen, die nicht nur mit Mut, sondern auch mit dem Stolz und Ehrgeiz des Löwen alles an sich reißen und eine Zentralstellung einnehmen wollen. Häufig kommt bei ihnen dann der Augenblick, da sie erschrocken sind über das, was sie alles um sich zusammengetragen und sich aufgebürdet haben. In diesen Momenten entstehen nervöse Verkrampfungen mit allen sich daraus ergebenden seelischen Folgen. Dann hilft Magnesium phosphoricum D30. Man nehme etwa zwei bis vier Tage lang (das richtet sich nach dem Bedarf und Ermessen des einzelnen) fünf Körnchen.

Kalium phosphoricum

Einfallsreiche, entschlossene Menschen, die stets Neues planen und dann unbeirrt ihrem Ziel zustreben, entsprechen vom Typ her dem Kalium phosphoricum. Wenn solche Menschen in ihrem „Sturmlauf" ganz plötzlich gebremst werden, stehen sie auf einmal ziemlich hilflos, ja geradezu kindlich in der Welt. Dann zeigt sich, daß sie ungeachtet allen Elans und aller Initiativen im Grunde ziemlich egozentrisch gelebt haben. Sie waren so mit sich selbst beschäftigt, daß sie – wenn sich dies herausstellt – außerstande sind, befriedigende Kontakte zu pflegen. Der ganze Schwung, Einfallsreichtum und Arbeitseifer ist letztlich zu Lasten der seelischen Werte und deren Vertiefung gegangen. Sobald sich daraus Schwierigkeiten ergeben, ist Kalium phosphoricum angebracht.

Menschen mit Depressionen, die sich in ihren Aktivitäten gehemmt fühlen und entsprechend niedergeschlagen sind, nehmen täglich fünf Körnchen Kalium phosphoricum D 12.

Bedenken Sie dabei, daß Kalium phosphoricum zu den Hauptaufbaustoffen unseres Nervensystems gehört. Es verleiht „Inkarnationskraft" und hilft uns „zu sein".

Natrium sulfuricum

Dieses Konstitutionsmittel paßt vor allem zu Menschen, die ihre psychische Unausgeglichenheit und ihre seelischen Probleme durch Süßig-

keiten (Naschen) und vieles Essen zu kompensieren versuchen. Dieser Typ möchte sich gerne an etwas oder jemanden binden, sieht dazu aber keine Möglichkeit oder steht sich gewissermaßen dabei selbst im Wege. Auch im Körper sind „Bindungen“ hinsichtlich Funktion oder Wert begrenzt – beispielsweise die Reizleitung zwischen Blase und Gehirn. So wirkt Natrium sulfuricum heilsam bei kindlichen Bettnässern. Man gebe in diesem Fall Natrium sulfuricum D6, und zwar dreimal täglich einige Körnchen. Natrium sulfuricum ist eine Substanz, die uns sowohl in geistiger als auch in körperlicher Hinsicht Verbindungen knüpfen hilft.
Natrium sulfuricum ist ein „Reinigungsmittel“, das eine Menge überflüssigen Wassers aus dem Körper abführt und uns dadurch instandsetzt, unbefangen und befreit von altem Ballast neue Bindungen herzustellen und zu gestalten. Nehmen Sie als Konstitutionsstütze fünf Körnchen Natrium sulfuricum D30 in dreitägigem Abstand.

Zincum metallicum

Zincum metallicum ist in der Homöopathie eines der wichtigsten Mittel für unser Nervensystem. Es paßt zu Nervenschwäche, die mit Erregungszuständen einhergeht. Dabei kommt es zu einem Gefühl großer Unruhe, die sich rein äußerlich schon dadurch zeigt, daß die Betreffenden ihre Füße nicht stillhalten können. Es tritt ein kaum bezwingbarer Bewegungsdrang auf. Oft beobachtet man bei solchen Personen auch unkontrollierte Muskelzuckungen (gemeinhin „Tick“ genannt – Kopfwerfen, Augenzwinkern u. ä.). Zincum metallicum wird häufig mit Baldrian kombiniert. Es verschafft Erleich-

terung bei starken Kopfschmerzen, für die ein intensiver Druck auf der Nasenwurzel charakteristisch ist. Man verwendet Zincum metallicum als D6 und darüber. Persönlich habe ich Zincum metallicum D12 (täglich fünf Körnchen) als sehr wirkungsvoll empfunden.
Auch bei nervösem Asthma erweist dieses Mittel gute Dienste. Zur Unterstützung der Wirkung ist das Tragen eines Zinkplättchens (an einem Schnürchen um den Hals) empfehlenswert. Mancher Asthmapatient hat schon die lindernde Wirkung an sich feststellen können. Die Wirkung tritt auch bei *nervös* bedingtem Asthma ein.

Acidum phosphoricum

Zahlreiche psychische Probleme sind im Sexualleben begründet. Der große Psychologe Sigmund Freud schenkt in seinen Veröffentlichungen diesem Thema viel Beachtung.
Es ist eine bekannte Erscheinung, daß übermäßig betontes Sexualleben zu psychischen Schwierigkeiten führt – so z. B. zu Schuldgefühlen, Depressionen, seelischer Unausgeglichenheit. In diesen Fällen hilft Acidum phosphoricum. Nehmen Sie es als D12 bis D30. Es hilft auch immer bei dem Menschentyp, der ziemlich neurotisch und übersensibel ist, der auf alle äußerlichen Reize zu emotional reagiert.
Vielfach hängt dies mit einer Drüsenfunktionsstörung zusammen.

Lachesis

Lachesis erweist sich als besonders wirksam bei Frauen, deren nervöse Störungen mit den Wechseljahren zusammenhängen, vor allem bei fliegender Hitze, Blutandrang zum Kopf, nervösen Erregungszuständen. Dann können zwei- bis dreimal täglich fünf Tropfen, in wenig Wasser genommen, regulierend wirken. Verwenden Sie D12, bei längerwährenden Beschwerden D30 (bei D30 genügen einmal fünf Tropfen alle drei bis vier Tage).

Da die homöopathischen Mittel ganz anders wirken als die allopathischen, muß man stets bedenken, daß die oben empfohlene Dosierung nur als Richtschnur im weitesten Sinne zu sehen ist. Verwenden Sie Kräuter und homöopathische Mittel nie wie eine Kopfschmerztablette! Versuchen Sie zuerst das Schema Ihrer Beschwerden zu erkennen, dann erst erhalten Sie einen Einblick in deren Ursachen.

Erschrecken Sie nicht, wenn es nach der Einnahme eines Mittels zunächst zu einer Verschlechterung des Zustandes kommt. Diese Phase währt nur kurz; danach setzt die Besserung ein. Ziehen Sie bei unzureichender Kenntnis der Materie lieber einen Homöopathen zu Rate oder besprechen Sie Ihre Probleme mit sonst jemandem, der sich in Heilkräutern auskennt und über die nötigen Erfahrungen bezüglich ihrer Anwendung verfügt.

Hören Sie nicht auf Leute, die für alles gleich ein Mittelchen bei der Hand haben. Verschließen Sie Ihre Ohren vor den „guten Ratschlägen“ der Leichtfertigen und Verantwortungslosen. Sie finden sich leider überall.

6. Unsere Ernährung und unser Nervensystem

Die Behauptung, unsere tägliche Nahrung sei unsere wichtigste Medizin, klingt wahrlich merkwürdig. Und doch ist es so. In der Praxis hat sich nämlich gezeigt, daß Beschwerden nervöser Art zumindest teilweise in einer falschen Ernährungsweise wurzeln. Im Laufe der Jahre ist über das Thema Ernährung eine Menge geschrieben worden. Viele haben versucht, die für den Aufbau und die Erhaltung unseres Körpers notwendigen Nährstoffe in ein bestimmtes Schema zu pressen. Inzwischen sind verschiedene Ernährungslehren entstanden – um nur einige zu nennen: die von Bircher-Benner, die „schijf van vijf" (Scheibe von fünf) von Prof. Den Hartog, die Mazdaznan-Bewegung, die Makrobiotik u.a.m. Alle diese Methoden bergen in sich die Gefahr der Einseitigkeit. Der beste Ratgeber sollte für Sie immer Ihre persönliche „Geschmackssituation" sein, sofern diese nicht verfälscht ist durch jahrelange schlechte Eßgewohnheiten, welche unser naturgegebenes „Schmeckvermögen" beeinträchtigen und verbilden.

Eine Regel hat freilich Allgemeingültigkeit: Essen Sie keine konservierten und „verfeinerten" Lebensmittel!

Wie wir schon den Ausführungen über die verschiedenen Kräuter entnehmen konnten, sind für den Aufbau und die Funktion unseres Nervensystems bestimmte Nährstoffe unentbehrlich. Wir müssen dafür sorgen, daß diese Stoffe in unserer täglichen Nahrung enthalten sind.

Weiterhin gibt es eine Anzahl von Nährstoffen, die unser Nervensystem schädigen.
Hier muß an erster Stelle der weiße, raffinierte *Kristallzucker* genannt werden. Bircher-Benner sagt darüber sinngemäß: Weißer Kristallzucker ist für den Magen-Darm-Trakt ein ausgesprochener Reizstoff; er stört den Säure-Basen-Haushalt des Körpers, beraubt diesen der Mineralsalze und der wichtigsten Vitamine der B-Gruppe; ferner beeinträchtigt er stark die Funktion der Darmflora durch Förderung eines unerwünschten Gärungsprozesses.
Verwenden Sie – sofern Sie Ihr Verlangen nach etwas Süßem nicht unterdrücken oder kompensieren können – unraffinierten Rohrzucker. Besser noch wäre allerdings *Honig*. Durch ihn wird die Darmflora erhalten und gleichzeitig die Blutbildung günstig beeinflußt, so daß in allen Fällen, in denen nervöse Beschwerden auf Blutarmut zurückzuführen sind, Honig zu einer Besserung des Zustandes beizutragen vermag.

Vitamin B

Alle der B-Gruppe angehörenden Vitamine sind für unser Nervensystem wichtig. Vitamin B ist im Vollkornbrot enthalten (nicht aber in unserem „leblosen" Weißbrot). Schweine leiden selten an Vitamin-B-Mangel, da die so wertvolle Kleie ihrem Fressen überreichlich beigemengt wird. Der Mensch behandelt das Getreide ja größtenteils so, daß dessen wichtigste Bestandteile entfernt und an das Vieh verfüttert werden! Frisches Gemüse enthält gleichfalls einige Vitamine der B-Gruppe.
Vitamin B 12 kommt u. a. in der Milch vor. Wenn der Darm optimal funktioniert, kann der

Mensch das Vitamin B 12 auch selbst aufbauen.
Tabak und Alkohol haben nachteiligen Einfluß auf unser Nervensystem. Alkohol – insbesondere hochprozentiger – kann den Körper außerstandsetzen, die Vitamine der B-Gruppe überhaupt aufzunehmen. Gleichzeitig kommt es zu Gärungsprozessen im Darm.
Was nun Ihre Ernährungsweise anlangt, so können Sie als allgemeine Richtlinie ansehen, daß bei Auftreten psychischer Probleme oder auch schon bei seelischer Labilität ihre Nahrung vor allem leicht sein sollte. Wenn Sie nämlich außer den ohnehin schon schwer zu verdauenden seelischen Belastungen auch noch eine Menge schwer verdaulicher Nahrung zu sich nehmen, führt das zwangsläufig zu allgemeiner Überlastung. Die Heilung muß an allen nur möglichen Punkten ansetzen. Kräuter allein führen zu keiner Lösung des Problems, wenn nicht gleichzeitig auch die Lebensgewohnheiten umgestellt, d. h. „gesund gemacht“ werden.
Trachten Sie, Harmonie und Ausgewogenheit in *allen* Lebensbereichen zu erzielen.

Zum Schluß nun noch die Zusammenstellung einiger Lebensmittel, die wertvolle Nervenaufbaustoffe enthalten:

Gemüse
Kopfsalat (wirkt emotionsdämpfend), Endivie (leberaktivierend), Hülsenfrüchte (Vitamin B), in der Schale gekochte Kartoffeln (sie enthalten Kalium), Sojabohnen, Mohrrüben, Lauch, Zwiebel (phosphorreich), Sellerie.

Obst
Rosinen, Feigen, Datteln, Aprikosen, Pflaumen, Äpfel.

Nüsse
Walnüsse, Haselnüsse, Mandeln und ungeröstete Erdnüsse.

Tierische Nahrungsmittel
Milch in jeder Form, sofern nicht mit Stärkemehl gedickt (Pudding), Eidotter, Käse.

Nehmen Sie sich für Ihre Mahlzeiten immer viel Zeit. Kauen Sie bedächtig und gründlich, und denken Sie dabei immer an richtiges Atmen. Eine ruhige, entspannt durchgeführte Zwerchfellatmung fördert die Verdauung und somit Ihre ganze Konstitution.
Essen Sie nie, weil nun halt mal was auf dem Tisch steht. Essen Sie nur, wenn Sie tatsächlich Hunger haben. Geben Sie Ihrem Körper die Möglichkeit, nach dem zu verlangen, was er für notwendig hält. Dadurch schließen Sie das Risiko falscher Eßgewohnheiten weitgehend aus.

7. Kleines Vademecum

Eine Aufzählung von Krankheiten mit den entsprechenden Heilmitteln gehört eigentlich nicht in dieses Büchlein.
Der Grund liegt einmal darin, daß damit die Versuchung groß ist, wieder einmal ein *Symptom* zu bekämpfen, dessen Ursache uns unbekannt bleibt.
Zweitens bin ich der Ansicht, daß man mit einer solchen „Wehwehchen-Mittelchen-Zusammenstellung" im Grunde der Quacksalberei Tür und Tor öffnet. Die Naturheilkunde verlangt von Ihnen viel mehr, als Sie auf den ersten Blick meinen. Sie fordert vor allem Selbsterkenntnis, gewissermaßen „Bewußtwerdung". Wenn Sie nämlich Kräuter verwenden wie allopathische Medikamente, dürfen Sie sich nicht wundern, wenn die erwarteten Erfolge manchmal ausbleiben.
Mit den unten angeführten Krankheiten bzw. deren Symptomen sind zwar Pflanzen in Verbindung gebracht; die Absicht besteht jedoch darin, daß Sie sich zunächst nur mit dem Wesen dieser Pflanzen – wie in diesem oder anderen Kräuterbüchern beschrieben – befassen und dann die richtigen Folgerungen ziehen. Natürlich gibt es für jedes Leiden bzw. Krankheitsbild mehrere therapeutische Möglichkeiten.

Zusammengefaßte Übersicht

Gesichtsschmerzen:	Kamille, Gänse-Fingerkraut, Magnesium phosphoricum D 12, eventuell die schmerzende Gesichtsseite mit einem zerdrückten Weiß- oder Rotkohlblatt bedecken. Homöopathisch: Aconitum D4.
Darmbeschwerden: (nervös bedingt)	Baldrian, Kamille, Apfel, Isländisches Moos. Bei Durchfällen drei- bis viermal täglich 10–15 Tropfen Tormentill-Tinktur.
Schwäche:	Arnika, Gänse-Fingerkraut, Baldrian, Melisse. Bei Blutarmut Johanniskraut, Apfel, Hafer, Walnuß. (Übrigens: Achten Sie auf eventuellen Vitamin-B-Mangel!).
Kopfschmerzen:	Kamille, Lavendel, Schafgarbe, Baldrian. Homöopathisch: Zincum phosphoricum D 30 und Kalium phosphoricum

	D 12, Baldriantinktur bei Kopfschmerzen, die auf geistige Überanstrengung zurückzuführen sind.
Herzklopfen:	Arnika, Weißdorn, Baldrian, Honig (Honig ist eine Wohltat für das Herz!).
Magenbeschwerden: (nervöser Art)	Apfel, Kopfsalat, Zincum valerianicum D 12. Hömöopathisch: Calcium phosphoricum D 12 und Magnesium phosphoricum D 12 bis D 30.
Schlaflosigkeit:	Valeriana/quassia-Tinktur, Melisse und Lavendel.
Unverarbeitete, gestaute Emotionen:	Goldrute, Kamille, warme Milch mit Honig. Homöopathisch: Natrium sulfuricum D 30.
Nervöse Erschöpfung:	Untersuchen Sie die Ursache! Johanniskraut, Weinraute, Hafer, Apfel, Walnuß. Homöopathisch: Kalium phosphoricum D 12 und D 30.

Nerven- und Muskelschmerzen:	Äußerlich: Johanniskraut, Arnikatinktur. Innerlich: zwei bis drei Tropfen Johanniskraut-Tinktur zwei- bis dreimal täglich.
Gefühl der Niedergeschlagenheit, der Erschöpfung:	Arnika, Johanniskraut. Homöopathisch: Kalium phosphoricum D30 bis D200!
Nervöse Beschwerden im Zusammenhang mit den Wechseljahren:	Lachesis D12 bis D30.

Einem zur Bequemlichkeit neigenden Menschen mag diese Aufzählung möglicherweise etwas mager vorkommen. Sie stellt ja durchaus keine „griffbereite Sache“ dar. Wir sollten uns vor allem bemühen, die großen kosmischen Zusammenhänge wiederzuentdecken. Die Pflanze wird dann mehr sein als nur ein „Mittelchen“.

Mikrokosmos – Makrokosmos

„Unisolo“

Horchen Sie auf den Mikrokosmos. Er singt leise in Ihrem Kopf, in Ihrem Herzen, Ihrem Blut, Ihren Nerven, Ihren Haaren, in Ihren Nägeln. Er läßt die aus Ihren Lungen gehauchte Luft vibrieren.
Horchen Sie auf den Makrokosmos. Er singt leise in Ihrem Stuhl, Ihrem Bett, Ihrem Garten,

im Wind, der Sonne, dem Polarstern, in der Milchstraße.
Für den aufmerksamen Lauscher ist es ein Unisolo-Gesang, eine Unisolo-Vibration.

Zum Schluß noch einige praktische Hinweise

„Doktern“ Sie nicht endlos an einem Leiden herum, wenn sich keine Erfolge einstellen wollen. Suchen Sie dann lieber einen Homöopathen auf, der den in diesem Büchlein entwickelten Gedankengängen aufgeschlossen gegenübersteht.
Getrocknete Kräuter können Sie zumeist im Reformhaus kaufen. Auch manche Tinkturen sind dort erhältlich. Achten Sie bei den Kräutern aber immer darauf, daß sie frisch sind (zu Pulver zerfallene Kräuter sind häufig alt und in ihrer Wirkung beeinträchtigt).
Sollten Sie selbst Kräuter sammeln wollen, so bedenken Sie bitte, daß ein Großteil der (noch!) in der Natur vorkommenden Pflanzen geschützt ist. Es kann Sie recht teuer zu stehen kommen, wenn Sie gegen irgendwelche – ortsunterschiedlichen – Naturschutzgesetze oder -verordnungen verstoßen! (Sachdienliche Informationen erhalten Sie bei den zuständigen Naturschutzbehörden.)